《左传》穆叔曰：“豹闻之，太上有立德，其次有立功，其次有立言，虽久不废，此之谓不朽。是三不朽者，内修外化为之德，泽人利生为之功，文以载道为之言。”

李真是我的好友，罹患精神病二十三年痊愈，委托我代笔写这本书。因此本书是以李真第一人称“我”的口吻写的。其从经络角度剖析精神病的实质，同时兼顾西学、中医。这本书凝结着李真的心血，蕴含着道家养生疗病的奥秘。

——灵炳雨露

艰难困苦，玉汝于成。二十三年来，向为我疗病、关心、帮助，提携我的人们表示真挚的感谢和敬意；向被我烦扰的人们表示深深的歉意；若干年后，向痊愈了的精神病人们表示祝贺。

——李真

走向阳光

献给精神疾病患者家人

孙会荣◎著

中医古籍出版社
Publishing House of Ancient Chinese Medical Books

图书在版编目（C I P）数据

走向阳光：献给精神疾病患者家人 / 孙会荣著. -- 北京：中医古籍出版社, 2014.11
ISBN 978-7-5152-0756-8

Ⅰ. ①走… Ⅱ. ①孙… Ⅲ. ①精神病－诊疗②精神病－康复 Ⅳ. ①R749

中国版本图书馆CIP数据核字（2014）第298817号

走向阳光：献给精神疾病患者家人

孙会荣◎著

责任编辑　李雪
出版发行　中医古籍出版社
社　　址　北京市东直门内南小街16号（100700）
经　　销　全国各地新华书店
印　　刷　三河市德辉印刷有限公司
开　　本　880×1230　1/32
印　　张　5.5
字　　数　206千字
版　　次　2016年5月第1版　2016年5月第1次印刷
书　　号　ISBN 978-7-5152-0756-8
印　　数　0001~2000册
定　　价　20.00元

读者服务部电话：010-84027448

序 一

精神病人的生活史，是一部血泪史。

诚然，精神病人是不幸的，承受痛苦，受歧视。

精神病人的家人是不幸的，痛苦的。

精神病，作为一种可怕的疾病，真的不可战胜吗？

人常说，精神病人想不开，战胜不了自己。其实，世上所有的病人都是输给了自己。当病人的机体状况已变化到病态时，不以个人的意志为转移。精神病人更是自己把握不了自己，出丑态是必然的。所谓正气存内，邪不可干，精神病同其他所有病一样，是体内正气不足，经络内的真气不足所致。精神病人体内生痰、积痰，导致相关脏器功能失常，导致脑功能失常，导致神志失常，并不是简单的心理上的垮掉。

作为一名痊愈了并享受正常生活的、曾经的精神病人，我曾深感其苦，深受其害，对病魔深恶痛绝。我把精神病人的人生叫做地狱人生。那么，精神病人如何从地狱返回人间？如何进一步升华享受人间天堂的生活？我的良知使我愿意拯救苦难羸劣，把自己治愈精神病的全部经过及经验，精神病的实质等，倾囊而出，以大德而感天下。

本书适合精神病的家人，缓解期精神病人，康复期精神病人阅读并践行。

2010年，我从电脑上得知，北京的康复医院已容纳不了过多的精神病人，即精神病人有增多的趋势。在物质文明高度发达的今天，精神病同其他疑难病一样，仍无根治的实质方法。人类作为最高级的生物，可以发展高科技、改造自然界，却为什么战胜不了自己的疾病？这是我在患病的清醒期间所苦苦思索的问题。当人承受了苦难，再看世界，看人生，思索宇宙、时空、自然界，必然要转换角度，趋吉避凶。作为身患重病的人，务实的是，战胜病魔。当现代医学无法解决时，人类还是要千方百计地求生。那么，精神病人如何求生？

一位高道曾经说过，这世间是有路可走的。精神病人康复这条路，有方法，但也有难度。所谓的难度，就是坚定能康复的信心和练功的毅力。病人必须坚持，家人必须配合，耐力也非常重要。随着正气驱逐病气，病人的病态会减少，自知力会越来越强。更要明白，若要求生，必须坚持到底，直至痊愈。

我一直想写这本书，它要有一些理论价值，更重要的是要有实用价值。哪怕有一个精神病人通过此书痊愈，我的努力也没有白费，我会感到由衷的欣慰。炎热地狱中，我愿给您带来清凉。

序　二

说实话，我不知道这本书何时能引起有识之士的重视，何时能引起精神病医生的重视，何时能引起精神病研究专家学者的重视。但我希望通过精神病人的家人、亲朋在购买了这本书后指导精神病人实践，辛苦努力之后，解决了亲人的病痛，减轻了家庭的沉重压力，让曾经的病人健康快乐地活着。大量的精神病人痊愈以后，减少安全隐患，能够减轻社会负担。我也希望有朝一日，精神病的治疗和预后评估会改写。愈后的精神病人会反复发作，产生信任危机，导致生存困难。总之，作为一个曾经的精神病人，能为人做点事，为社会做点事，累积善行，对我来说，是一种快乐。祝愿天下的精神病人都能康复并快乐。祝愿精神病人的家人早日展现开心轻松的笑容。

序　三

精神病的治疗，是一个棘手的问题。病来如山倒，病情来势汹汹，甚至对他人的安全包括生命安全构成威胁，让人忘了同情，只有厌恶与嘲笑、歧视。大部分精神病人入院接受西医治疗，西医是一个黑色的群体。况且西医只控制，不根治，病人反反复复，入院，出院，再入院，不得解脱，自杀的现象也比比皆是。也有极少数幸运的患者在患病初期得到了中医名家（注：名家）的诊断治疗，得以康复。但那毕竟是绝对少数，病重时中医往往也无效果。我经过二十三年的痛苦煎熬，为治病费尽脑筋，到后期行善积德，研究道家养生方法。而且通过自身实践，体悟了中医名家（注：名家）关于本病由痰引起的实质。本书介绍了自身治愈精神病的经验，对照中医的理论，剖析精神病的病因、病机，辅以西药，用道家的养生方法练功产生真气，驱逐病气，排出体内、脑内巨量痰，治愈精神病。坚持练功，便会享受高质量的人生。此法确为亲身体验，由于人们对精神病的偏见，我不愿现身。亟待精神病人的家人仔细研读这本书，并指导病人实践，照顾病人饮食起居，配合病人练功。西药控制住病情后缓减药量，到缓解期病人看似正常，知道自己的病，也急于治疗时开始服少量西药配合练习道家养生功法，逐渐开始排痰，神志越来越清，越来越集中时间练功，依据病程的长短而决定治疗时间长短。像我患病二十三年，后四年平均每天70%的时间在练功，坚持长达四年而矢志不移，终于痊愈。尤其是一些青少年患病，他们的人生之路还很长，我愿此书给他们带来希望。

目 录

上篇　人生之路

第一章 我的童年

童年，美好的童年，是我迄今为止人生里最美好的回忆。

我的母亲在家里排行老大，外公是从事教育工作的。我出生时，家里若干长辈，只有我一个孩子。因此，我备受长辈的宠爱。那时的我天资聪颖，又在爱心中培育、成长，是何等的快乐与幸福。至今想起来，心头仍萦绕着轻松、满足与惬意。

有时候，大人们在集体绣花的时候，我的姨妈让我在台子上唱歌给大人听。这种大方的品质，一直延续到我的青少年时代。记忆力强、理性思维的优异特质，使我的学习成绩一直很好。

据说，人在6岁以前，人格模式便基本定型。也有“3岁看老，薄地长草”之说。我想，正是童年良好的氛围，爱心中的教育，才使我后来身患重病而百折不挠，面对一次次疾病，反复跌倒，爬起，再跌倒，再爬起……饱经磨难之后，接触到佛学道学，而探索出了用道家养生功法治愈精神病的捷径。这件如同登天般难的事情，我却做到了。彻底战胜精神病，我自豪；能为世人造福，我自豪。我想，童年时善根的培植，对于我今日的成就，有着深厚的根源。

我爱蓝天碧草，青山流水，明媚的春光。今天，我迈过长劫，好像仍在延续着童年。

童年，美好的童年。人生，丰富的人生。顺境里有爱，春园牡丹；难境里有爱，严冬暖阳。爱与你我同在，伴随我们的人生，直到永远。

第二章 地狱中的人生

一、疾病初起

二十四年前，17岁的我与同学逛商店。一进门，忽然觉得后脑勺像裂开了一样，轰然倒地，有几秒钟失去了知觉。回校后，精神不振，当作感冒打了一针，休息了一下。我并不知道，机体的病变已累积到一定程度，头后部剧痛，轰然倒地，将是我脑力下降的开始。在此后接近一年的时间里，我一直比较封闭。现在回想起来那一阶段我确实上课听不进去，同学们都会的东西我学不会。因为不是经常考试，老师只管授课，学习靠自觉，所以我并未被发现。来年期末考试的时间到了，同学们都在议论考试的事，我忽然觉得，我怎么什么都没学到，怎么应付考试啊?

我觉得自己得了精神病，遂去跟老师汇报。学校派车送我去康复医院，做了心理测试，果然是精神病。回来后，我记得自己随便躺在同宿舍的同学床上（正像中医书中所描述的那样：“疾病初起，卧于平时”），也没去上课。直到听到母亲熟悉的声音在宿舍门外响起（学校通知家里，父母来了）。我被领回家，漫长的治疗，痛苦的岁月，长劫开始了。

二、疾病人生

（一）治疗的过程

一开始，到了地区级的康复医院，拍片，脑电图，均未发现异常。

后来，听我姨妈说，本地三防所（结核病，皮肤病，精神病防治所）有一位大夫，治这病挺有医术。确实这位左常岐大夫多次参加精神病专家学者学术研讨会，对于西药控制精神病挺有把握的。也因此我并未住院，靠家人监护服用冬眠灵、氯氮平。一开始小剂量，逐日加大到大剂量，控制住后服用一阶段，保持稳定下来，再缓减至维持量长期服用。起初因为对这个病的实质及严重程度并未意识到，许多次长时间小剂量服用后看似正常时，我便停掉药物，结果却造成疾病总是反复。一次次的反复告诉我，我的病从未真正好过。

（二）生活经历

1. 坎坷的工作经历。

我工作了，但服用药物的我，应付不了平常同事们都能应付的工作，屡出差错。而且因为脑力不济，加上糟糕的工作表现，我无法很好地处理与领导、同事的关系。工资比较低，受过几次处分（扣除工资），领导安排的好工作都做不好，只能做一些比较次、用脑少的工作。只有当我缓减药物至小剂量的一阶段后工作会做得比较好，但是当领导刚要重视时，疾病又反复了。正可谓“天开雨打枝头损，果结风吹子不牢”。

2. 不顺的爱情经历。

因为我在一个不错的单位有一份工作，所以到谈婚论嫁的年龄，常有给介绍男朋友的，但因为服用药物脑力不济，一开始交往的很好，到最后却变得糟糕。这些给我造成了数不清的不愉快。可以想像，一个精神病人，如何工作，谈何爱情？

由于家人的照顾，我还有一个赖以生存的工作单位，我并没有被社会完全抛弃，生活在一个相对正常的环境，没有被完全隔离。可是我的生活质量非常低，没有自己的睡眠，大脑始终不清楚。2005 年，饱经磨难的我接触到了佛教书籍，开始了吃素。

（三）自杀

2008 年夏天，每到晚上头疼得厉害。十八年的漫长病程，无数次的反复发作，我的疾病发展到了一个最严重的地步。吃素也被中断了两三个月，我又食荤了。每天难受，难过……我产生了轻生的念头。一开始还想，我确实活够了，但抛不下父母。后来我每天下班就缠着妈妈说要去死。再到后来，我竟然要拉着妈妈一起去死。秋天到了，我觉得生活对我来说处处是困难：电动车骑坏了怎么办？将来赡养父母怎么办？看着我的手掌纹与别人不同，我想也许我的手掌纹决定了我终生愚痴，我的病也许永远治不好，那样我将终生生活痛苦，顾不得父母了，我决定离开这个世界——自杀。那几天，我看家中那根紫色的绳子一直都在，父母并未藏起来，因为他们没想到我会办傻事。

2008 年农历 8 月 14 日上午，父母都不在家。我想明天就是中秋节了。妹妹会从外地赶回来过节，正好我死了，顺便就举行我的葬礼。我写好了遗书，系好了绳子，一次次套到脖子上，勒到最紧处又松开了。在电影电视里才能看到的这一幕，这人间惨剧，就发生在我的身上。我正值壮年，本该风华正茂，却被疾病逼到了绝路上。自杀也很痛苦，我最终放弃了。

父母回来，见到如此景象，回想起多年的求医无门、坎坷打击，毫无办法的他们心中的凄楚，不设身处地的人是体会不到的。我永远忘不了，这一年我 35 岁，因疾病走到了人生的最低谷。

第三章 康复之路

一、置死地而后生

我命不该绝，还活着。但我思索，为什么我的命运如此之苦，为什么父母随我的命运如此之苦?

心如死灰的我想到了佛教，又继续了被中断了两三个月的吃素。

2009 年开始，我开始研究以前买的一些道家养生的书籍。我也并不知道，这是走上康复之路的开始。低谷人生开始回升，起步。

（一）道家养生法的运用

首先，我要讲的是，在练习道家养生功法的同时，我一直服用最低剂量的一片西药，直到完全痊愈才停药。

（二）养生六字诀

我看中医书上讲，这个病病变是在心肝脾肾。

道家养生书中讲到六字诀治养五脏。南朝陶弘景《养性延命录·服气疗病篇第四》中说：“凡行气，以鼻纳气，以口吐气，微而引之，名曰长息。纳气有一，吐气有六。纳气一者，谓吸也；吐气有六者，谓吹，呼，唏，呵，嘘，呬。皆出气也。凡人之一呼一吸，元有次数。欲为长息吐气之法，时寒可吹，时温可呼，委曲治病，吹以去风，呼以去热，唏以去烦，呵以下气，嘘以散滞，呬以解极。”与精神病为关的脏器有心，肝，脾，肾。

1. 肝。

通过“唏”、“嘘”之发音方法，可以达到滋养肝阴和疏泄肝阳的目的。

人的精神情志活动，除由心神所主宰外，还与肝的疏泄功能密切相关。在正常生理情况下，肝的疏泄功能正常，肝气升发，既不亢奋，也不抑郁，舒畅条达，则人体就能较好地协调自身的精神情志活动，表现为精神愉快，心情舒畅，理智清朗，思维灵敏，气和志达，血气和平。“嘘”字发音，符合肝的疏泄功能。肝亦有血海之称，以“唏”字发音滋补肝阴。唏，发音为 xi−; 嘘，发音为 xu−。嘘字声应缓缓而发，有去肝火、温润肝神的效果。

2. 心。

中医学把精神意识思维活动归属于心，故有神明之心的说法。

《云笈七笺》卷之十四《黄庭遁甲缘身经》中说：“治心当用呵，呵为泻，吸为补。”意思是说，治疗心上的疾病，应当以“呵”字诀泻其心火，以吸气作为滋补心阴的方法。呵，发音为 h ē −。

3. 脾。

中医学认为，若思虑太过，气结于中，使脾气不行，运化失常，常能导致不思饮食。（我记得自己在发病以前确实不思饮食。）《云笈七笺》卷之十四《黄庭遁甲缘身经》中说：“治脾当用呼，呼为泻，吸为补”。张三丰《太极行功歌》说：“脾病一再呼，呼时把口嘬（zuō）”。呼，字义为吐出气息。

4. 肾。

中医学认为肾志为恐，是指人们对于某一事情产生的恐惧精神状态，由肾的情志引发。

恐为自知的情况下产生的一种精神状态，俗称胆怯。发“嗤”音补肾阳，“吹”音滋肾阴。嗤，发音为 chī −。吹，字义为合拢嘴唇用力吐气。

——以上内容选自陈禾塬先生的《丹道修炼与养生学——武当丹道延寿图说》。

综上所述，我经常做六字诀的练习。按照五行相生，水生木，木生火，火生土。（肾→肝→心→脾）。发音顺序为“嗤”，“吹”→“唏”，“嘘”→“呵”，“吸”（鼻吸气）→“呼”。一遍完后再重复，反复练习。

与此同时，我在中医书上看到针灸平补平泻可以开郁化痰。针灸不便，就用推拿。推拿双手中指，因中指连心包经。往里推（往指根处）为补，往外推（往指梢处）为泻。补泻次数等同。反复推拿有二十天左右。

经过二三个月的六字诀练习，辅助做推拿，2010 年 1 月 17 日，我首次开始了排痰。

2010 年 1 月 18 日，我在家休班排痰一天。此后天天排痰。2010 年 3 月底，排痰停止了。排痰后气色变好，我只知道这是好事，并没有料到，这是体内脑内巨量痰排出的一个小小开始阶段，要坚持要努力，才能真正康复。

二、李少波真气运行法与意守丹田

2010 年 3 月底，我去逛书店，看到《李少波真气运行法》一书，书中有道家养生的内容，还有不少患者练习功法治愈自身各种各样疾病的介绍，遂买了一本回来仔细研究。这本《李少波真气运行法》给我带来了福音，练习李少波真气运行法成为我整个练功康复阶段的一个重要部分。

书中讲："恬憺虚无，真气从之，精神内守，病安从来。"意即只要清静无为，真气便可从之而生，旺盛地运行，神不外驰则"正气存内，邪不可干"。真气运行法分五步，我只练其中一步，即意守丹田。期间，我在道教杂志上也看到过有关内容："道门中遇到治不好的病时，即教病人意守丹田。"

（一）丹田的部位及名称

丹田与经络一样，只存在于生命体。一直以来养生家都很重视丹田，把练功的希望寄托于丹田。丹田在人体生命活动中起到很大的作用。古代养生家把丹田称作"命蒂"，可见它对于生命的重要性。我们理解丹田的位置位于小腹正中这一范围。古时把药中提炼出的精华，叫做"丹"，对治病疗效显著，称为灵丹妙药。真气系人体所化生的生命能量，能祛病延年。丹田是真气汇集的所在地，故而得名。

（二）丹田的作用

一般说丹田，当指下丹田，位于脐下三寸，指的是膀胱之后，直肠之前的一个夹室，有气则开，无气则合，为任督冲三脉所起之处，十二经脉汇集之所，为经络的枢纽，经气的汇海，亦称下丹田为气海（非指气海穴）。

（三）何谓意守丹田

依我的理解，意守丹田的坐式练功就是自然端正、安静地坐下后，在清静无为之中，思维、意念、注意力集中于丹田即小腹正中，神不外驰，自然会产生真气，练功时间越长，真气集中越多，就会涌向十二经脉，随十二经脉入五脏六腑，其中病气就会被真气驱逐。其实这就像连通器原理，高水位一端的水要流往低水位一端，直到水位相平。真气从集中的地方要涌向真气少即病气重的地方，直到驱逐病气而充满真气。练功越多，真气越多，正气越多，病气越去越少，即正胜邪。五脏六腑自然安康。那么与精神病相关的心肝脾肾自然也在真气到达范围之内，包括大脑也在此范围之内。

对于女性，意守丹田在经期是必须停止的。

所以，我坚定了练功的信念，从 2010 年 4 月初到 2011 年 5 月 19 日一年多的时间，全部用来意守丹田。因为我从事的工作在单位不是主要工作，因此有大量自由支配的时间。除了日常起居，一日三餐，偶尔逛逛街，其余所有的时间都在练功。每当我静坐意守丹田时间一长，就会排出大量的痰，有时稠厚，有时稀薄。也就是说，这一年多的大部分时间我都在排痰。现在知道，从 2010 年 1 月 17 日我首次排痰至 2011 年 5 月 19 日这 16 个月的时间排的是五脏六腑的痰。我的体格变强壮，身姿变挺拔，气色越来越好，感觉生活质量在提高。当然对病的认识也越来越清醒，但我已看到了希望。

三、意守头部与静卧

在道家丹道修炼功法里，男女功法是不同的。因女子生理与男子不同，意守丹田是男子的练法。男性精神病人可以一直练习意守丹田，直至痊愈。而女子在丹道修炼里，另有炁（qì）穴可意守，本书在下篇部分将有介绍。那为什么在一年多的时间里，我作为女性一直意守丹田却有效呢？这是因为与丹田、十二经络相通的五脏六腑中的病气太重的缘故。随着长期意守丹田，病气被逐渐驱逐，身体不断排出巨量痰以后，机体功能恢复了健康、青春的状态，但是月经会突然提前来潮。这就意味着不能再意守丹田了。

我也知道，自己的病并未好。急中生智，我想到了意守头部。事实上 2011 年 3 月 6 号，还在意守丹田时，头部已开始有感觉，只是觉得背部督脉中仍有痰。现在知道，五脏六腑中的痰排净后，下一个很重要的步骤就是排大脑中巨量的痰。从 2011 年 5 月下旬到 2011 年 11 月初，我花了近半年的时间在意守头部，继续排痰。如不意守则静卧静养，也可排痰。因为体内的正气已增，静卧也可驱痰。

所谓的意守头部，并不是指意守头部哪一处或哪一个穴位，而是把注意力用来自然地感觉整个头部。精神病人的思维和脑功能不健全，意守头部具体穴位是有害的。

这一阶段值得一提的是 2011 年 8 月底，白天排出头部一部分痰后，能睡一两个小时。经过试验，我晚上不吃药能睡五六个小时。我以为排痰这么长时间了，是不是自己已经好了，减掉了最低维持量的一片药，不吃西药了。在 2011 年 9 月初至 11 月初的两个月里，未服用药物，结果引起了疾病的反复，我记得当时有幻觉、错觉产生。这是我无数次停药失败中的一次，也是最后一次。后来 11 月初我又服上西药，也是让家人监护，先缓加，后缓减，最后至最低维持量一片药。在服药维持下，我继续练功，想不到大脑中仍有巨量痰。

四、意守炁穴

2011 年 11 月初，我了解到炁穴为女子丹田，便开始练习意守炁穴。

炁穴即两乳中间的炁穴，即膻中穴，也叫乳溪，即两乳头连线与胸前正中垂直线的交点。道书上讲此穴连通心，脾，肾。可见这炁穴，即女子丹田对于女子的重要性。精神病人的病变累及心肝脾肾，可见这个穴位对于女性精神病人来说的确很重要。而且这个穴位离心很近，金元四大家之一的名医朱丹溪讲此病心经有损，是为真病。从此穴位入手，会彻底治愈女子精神病，且能增强心力，增智开慧。静坐意守炁穴如同意守丹田。自然端正地静坐，清静无为之中思维力、注意力、意念集中于此穴，必然产生大量真气，通过经络到达病气重处，扶正祛邪。意守炁穴可使女子周身舒适，容光焕发，气色红润，意守炁穴后，会排出大量痰。当然月经期间必须停止练功，静养静卧即可。

意守炁穴也有练不下去的时候，是因为头部深处、经络远端处的痰结未开有所影响的缘故。这时可停止练功，顺其自然，能练时则继续。

2012 年 1 月 23 日开始，每早醒来即排一口浓痰。

2012 年 3 月初开始，无法练功，静卧静养。

2012 年 3 月 21 日 ~ 2012 年 6 月 1 日，天天意守炁穴，意守后即排大量痰。

2012 年 4 月 30 日开始头痒的厉害，经咨询中医是因为血热引起，而痰则能引起血热。

2012 年 6 月 2 日 ~ 2012 年 7 月 3 日，意守炁穴不成功，身心很难受，到树林里清净，这期间间断排痰。

五、按摩炁穴

我从道书上了解到，女子以血为本，其性偏阴。阴性喜凉，不借按摩难以产生气机，就容易陷入纯阴，会酿成痰凝血瘀等症，显然这对于排痰不利。于是我开始按摩炁穴，即女子丹田。按摩时平卧位或坐位，右手左旋三十六次，左手右旋三十六次，左右次数相同，双手反复交替进行。耐力能坚持做多长时间即做多长时间，累了即静卧歇息。

炁穴即两乳中间的炁穴，即膻中穴，也叫乳溪，即女子丹田。道书上讲此穴连通心脾肾，对女子来说很重要。精神病人的病变累及心肝脾肾，可见此穴对于女性精神病人也非常重要。而且这个穴位离心很近，金元四大家之一的名医朱丹溪讲此病心经有损，是为真病。从此入手，能治愈女子精神病，且能增强心力，增智开慧。

2012 年 7 月 3 日开始按摩炁穴，至 7 月 10 日开始排痰。

到 2012 年 9 月 22 日继续练功按摩。这一天上午我排了两次痰，下午写作了一下午。从这天开始，练功一两个小时后，精力会很充沛，但是活动或用脑后会比较累，则需静卧练功调养。

到 2013 年 1 月 17 日，继续按摩炁穴，精力脑力充沛。1 月 18 日早晨排出不少痰涎。

2013 年 2 月 8 日 ~ 2 月 18 日，静卧静养，每天排不少痰。

2013 年 2 月 28 日 ~ 3 月 28 日，练功和静养，都间断排痰，头部发痒部位集中在神庭左右、百会左右以及百会到神庭之间的这段督脉上。

2013 年 4 月 1 日 ~ 7 月 16 日，练功和静养，间断排痰，头痒。

2013 年 7 月 18 日 ~ 10 月 6 日，练功和静养，基本上天天排不少痰，头痒。

六、重练道家养生六字诀

2013 年 10 月 7 日 ~ 2013 年 12 月 31 日，练习道家养生六字诀，连续排痰，人越来越正常，甚至增智开慧。为了避免人事关系中造成负面的情绪，影响到心气的平和而耽误排痰调病。于是我复用道家养生六字诀来排除日常生活所造成七情的不平，即用“唏”、“嘘”去

肝火，润肝神，用“呵”下心气，吸气滋补心阴，呼气排出心热、心火，效果不错，早上持续排痰。（详见下篇《精神病的康复》）

2014 年 1 月 1 日 ~ 3 月 3 日，间断排痰。

2014 年 3 月 4 日 ~ 3 月 5 日，工作比较烦累，发现脑力不足，人事应付不利，受不了，休息。

2014 年 3 月 6 日 ~ 3 月 12 日，休病假，思索如何才能治好病。

沉重的思索，痛苦的折磨，对这个病的严重程度我已经领教了。在排出了巨量的痰以后，我仍然有严重的脑力障碍。在这四年的练功过程中，我曾数次绝望，但每次都在能练功排痰后又恢复了希望。而这次，路在何方？夜茫茫，如此漆黑，如此漫长，如此孤独无助。凄凉无比，我泪湿衣襟。再好的父母亲朋也帮不上忙，再有学问的专家学者也帮不上忙。所以我只能靠自己，想办法，想办法，想办法。

于是我拿出了自己购买的道书，是啊，几个月来忙于工作，世俗人情，好久没有看书了。果然，我从书中找到了暂时恢复精力、脑力的方法。这是个什么方法呢？就是不食，不饮，不动，如死人一般静卧。一天一夜后，脑力总算恢复了正常。书中自有黄金屋，书中自有颜如玉。我终于决定暂时放下工作，潜心练功。

2014 年 3 月 6 日 ~ 3 月 15 日，10 天内只吃了一点水果，喝了一点水，未进食。

2014 年 3 月 16 日 ~ 3 月 18 日，进食，在 16 日大量进食，树林中静练。17 日悟到可以意守神道穴。

2014 年 3 月 19 日，静卧后，意守神道穴，背部轻松、自然、舒适。

2014 年 3 月 19 日 ~ 3 月 20 日，只吃了三个猕猴桃，一个胡萝卜，喝了一点水，静卧。20 日凌晨，悟到可以意守百会及神庭穴。晚上服药睡眠，早晨醒后意守百会，作为暂时恢复脑力的一个方法。

2014 年 3 月 25 日～2014 年 5 月 19 日，饮食调节，静养，间断排出大量痰。

2014 年 5 月底～2014 年 6 月初，月初体会到原始病灶的存在。

再论意守：所谓意守，就是虚静其心后，将注意力集中在某处。

人的一身皆为阴，只有双目是阳神的火种，道书上讲，“机在目”。储阳祛阴，有百利而无一害。

附：

在练功排痰的过程中，有几件难忘的事：

一件是在排痰 10 个月后，2010 年 11 月，我忽然又觉得不舒服，又生绝望之心，我对妈妈说：“如果武当山的师傅肯收我为徒，就把我送上武当山吧，我不能管您和爸爸了。”母亲听了之后心情很沉重，但她还是对我的双脚涌泉穴进行了拔罐。拔罐后，我又不绝望了，然后继续练功。可是我当时并不知道，虽然 10 个月连续排出大量痰，可头部经络组织仍被浓痰充斥，必然会有一些病情。同时也说明，涌泉穴是与大脑有一定关系的。

一件是在练功六七个月以后，有十多天的时间练功练不下去。现在想来，也是头部有痰，脑部病灶干扰所致。当时我很着急，就通过电脑上的道教网站联系到了一位道长，他有一些功夫，而且他说会在 10 月份来济南，我也打算去济南请他调病。可是后来道长却不与我联系了，我真的很难过。心想，道长的网站中发布有关道教、道家练养方面的信息内容还是很深奥的。可是道长为什么不管我了呢？难道您也认为我没有希望了吗？痛定思痛后，我决定还是自强。

还有一件是在练功一年多以后，一次我感冒了，头部非常不舒服。正好单位有事，让我给某人捎信。走在路上，身心的不舒服折磨着我。

我暗发誓，谁能治好我的病，我愿执牛马之役。当然，每一个身患重病的人都会这么想，谁能救命谁就是再生父母。较之牛马之役，道家的养生功法让人舒服得多。

七、康复总结

2009 年冬，练习道家养生六字诀，辅以推拿中指。

2010 年 1 月 17 日，首次排痰。

2010 年 1 月 18 日 ~ 2010 年 3 月底，两个多月连续排痰。

2010 年 4 月 1 日 ~ 2011 年 5 月 19 日，练习李少波真气运行法，意守丹田，排出五脏六腑的巨量痰，身姿开始挺拔。

2011 年 5 月 20 日 ~ 2011 年 11 月，意守头部或静卧，继续排大量痰。

2011 年 11 月 ~ 2012 年 3 月，间断意守炁穴和静卧，继续排大量痰。

2012 年 3 月 21 日 –2012 年 6 月 1 日，大部分时间意守炁穴，继续排大量痰。

2012 年 4 月 30 日开始，开始头部痒。

2012 年 6 月 2 日 ~ 2012 年 7 月 2 日，头部痒，无法意守任何部位，常到树林里清净，间断排痰。

2012 年 7 月 3 日 ~ 2012 年 12 月 31 日，头部痒，按摩炁穴。练功后排痰，头部痒的范围逐步缩小。

2013 年 1 月 1 日 ~ 2013 年 10 月 6 日，头部痒，按摩炁穴，连续排痰。

2013 年 10 月 7 日 ~ 2013 年 12 月 31 日，练习道家养生六字诀。

2014 年 1 月 1 日 ~ 3 月 3 日，练习道家养生六字诀，间断排痰。

2014 年 3 月 25 日 ~ 5 月 19 日饮食调养，静养，间断排出大量痰。

2011 年 5 月 19 日 ~ 2014 年 5 月 19 日，排出脑部的痰，整整三年，一天不差。

2014 年 5 月 ~ 2014 年 6 月，明了因缘，大彻大悟。

总之，康复的过程就是练功、静养、排痰的过程。长达四年的坚持，使我恢复了健康。练习功法使我获益匪浅，精力充沛，气色红润，脑力发达。结束此次长劫，得益于道家养生。习练道家养生功法，是我一生都要坚持做的事情，弘扬祖先留给我们的精神财富——养生秘诀，我义不容辞。

在整个调养阶段，我放弃了竞争的意向，忍辱苦行，从不争斗，善念不断，宽容与原谅别人；坚持素食，坚持练功，排出了体内和脑内的巨量痰；时常探索道家养生，研究道家思想，深知胜人者有力，自胜者强。正可谓，如果上天为你关闭一扇门，必然为你打开另一扇门。长劫随着康复而结束，生活重新开始，不惑之年的我好像处在青年时代。再看大千世界，不同的生命个体经历着不同的人生。每个人的人生有难有易，有苦有乐。然而，磨难过后，我更加平静和安详。外出逛街办事，没人看出我曾经是个严重的精神病人。一身中和之气的我，享受到人们友好的待遇。我复何求？一处栖身足矣，一被一褥足矣，一粥一饭足矣。春有春花秋有月，夏有凉风冬有雪，足矣。

中篇　中医、西医如何看待精神病

第一章　中医书籍如何论述精神病

一、新世纪（第二版）全国高等中医院校规划教材中医内科学中的论癫狂

癫狂为临床常见的一种精神失常疾病。癫疾以精神抑郁，表情淡漠，沉默痴呆，语无伦次，静而多喜为特征。狂病以精神亢奋，狂躁不安，喧扰不宁，骂詈毁物，动而多怒为特征。均以青壮年罹患者多。因二者在临床上不能截然分开，又能互相转化，故以癫狂并称。

癫狂病名出自《内经》，并对其病因病机及治疗均有较系统的描述。在病因病机方面，《素问·至真要大论》说："诸躁狂越，皆属于火。"指出了火邪扰心可致发病。《灵枢·癫狂》又有"得之忧饥"，"大怒"，"有所大喜"等记载，明确指出多为情志因素致病。在症状描述方面，《灵枢·癫狂》说："癫疾始生，先不乐，头重痛，视举目赤，甚作极，已而烦心；狂始发，少卧，不饥，自高贤也，自辩智也，自尊贵也，善骂詈，日夜不休。"《素问·脉要精微论》又说："衣被不敛，言语善恶，不避亲疏者，此神明之乱也。"在治疗方面，《素问.病能论》云："……治之奈何？岐伯曰：夺其食即已…：使之服生铁落为饮"。为了观察病情变化，首创"治癫疾者常与之居"的护理方法，至今也有实用意义。《难经·二十难》提出了"重阴者癫，重阳者狂"，使癫病与狂病相鉴别。《河间六书·狂越》认为："心火旺，肾水衰，乃失志而狂越。"《丹溪心法·癫狂篇》曰"癫

属阴，狂属阳……大率多因痰结于心胸间。”提出了癫狂与“痰”的密切关系，为后世用吐法治疗本病奠定了理论基础。到了明代，王肯堂提出癫与狂之不同，《证治准绳·癫狂痫总论》曰：“癫者或狂或愚，或歌或笑，或悲或泣，如醉如痴，言语有头无尾，秽洁不知，积年累月不愈；狂者病之发时猖狂刚暴，如伤寒阳明大实发狂，骂詈不避亲疏，甚则登高而歌，弃衣而走，逾垣上屋，非力所能，或与人语所未尝见之事。”给后世辨证治疗提示了正确依据。清·王清任《医林改错·癫狂梦醒汤》指出“癫狂……乃气血凝滞脑气”，开创了从瘀治疗癫狂之先河。癫与狂是精神失常的疾患。西医学精神分裂症、躁狂抑郁症，其临床表现、特征、舌脉等与本病症类似者，可参考本节辨证论治。

（一）病因病机

癫狂的发生与七情内伤、饮食失节、禀赋不足相关，损及心、脾、肝、胆、肾，导致脏腑功能和阴阳失于平秘，进而产生气滞、痰结、郁火、瘀血等，蒙蔽心窍或心神被扰，神明逆乱，而引起神志异常。

1. 病因。

（1）七情内伤。

多因恼怒郁愤不解，肝失疏泻，胆气不平，心胆失调，心神扰乱而发病；或肝郁不解，气郁痰结，阻塞心窍而发病；或暴（恚）怒不止，引动肝胆木火，郁火上升，冲心犯脑，神明无主而发病；或肝气郁悖，气失畅达，血行凝滞，致气滞血瘀；或痰瘀互结，气血不能上荣脑髓，神机失用而发病。

（2）饮食失节。

嗜食肥甘膏粱，脾胃运化失司，聚湿成痰，痰浊内盛，郁而化火，上扰心神；或痰与气结，阻蔽神明；或与瘀血相伍，痹阻心窍，均致神志失常而发病。

（3）先天不足。

胎儿在母腹中因禀赋异常，脏气不平，生后一有所触，遭遇情志刺激，则气机逆乱，阴阳失调，神机失常而发病。

2. 病机。

病变所属脏腑，主要在心肝，涉及脾胃，久而伤肾，病理因素以气痰火瘀为主，四者有因果兼夹的关系，且多以气郁为先。肝气郁结，肝失条达，气郁生痰；或心脾气结，郁而生痰，痰气互结，则蒙蔽神机；如气郁化火，炼液为痰，或痰火蓄结阳明，则扰乱神明。病久气滞血瘀，凝滞脑气，又每兼瘀血为患。

区别言之，癫与狂的病机特点各有不同，癫为痰气郁结，蒙蔽神机；狂为痰火上扰，神明失主。但癫症痰气郁而化火，可转化为狂症；狂症日久，郁火宣泄而痰气留结，又可转化为癫症，故两者不能截然分开。

本病初起多属实证，久则虚实夹杂。癫症多因痰气郁结，蒙蔽心窍，久则心脾耗伤，气血不足。狂症多因痰火上扰，心神不安，久则火盛伤阴，心肾失调。

本病的转归预后，关键在于早期诊断，及时治疗，重视精神调护，避免精神刺激，或失治，误治，或多次复发，则病情往往加重，形神俱坏，难以逆转。

（二）诊查要点

1. 诊断依据。

（1）神情抑郁，表情淡漠，静而少动，沉默痴呆，或喃喃自语，语无伦次；或突然狂奔，喧扰不宁，呼号打骂，不避亲疏。

（2）有癫狂的家族史，或脑外伤史。多发于青壮年女性，素日性格内向，近期情志不遂，或突遭变故，惊恐而情绪不宁。

（3）排除药物、中毒、热病原因所致。

2. 病症鉴别。

（1）癫症与郁症。

两者均与五志过极，七情内伤有关，临床表现有相似之处。然郁病以心情抑郁，情绪不宁，胸胁胀闷，急躁易怒，心悸失眠，喉中如有异物等自我感觉异常为主，或悲伤欲哭，数欠伸，像如神灵所作，神志清楚，有自制能力，不会自伤或伤及他人。癫症亦见喜怒无常，多语或不语等症，但一般已失去自我控制力，神明逆乱，神志不清。

（2）癫症与痴呆。

癫症与痴呆症状表现亦有相似之处，然痴呆以智能低下为突出表现，以神志呆滞，愚笨迟钝为主要症候特征，其部分症状可自制，其基本病机是髓减脑衰，神机失调，或痰浊瘀血，阻蔽脑脉。

3. 相关检查。

癫狂病目前还没有肯定的实验室诊断方法，主要根据病史及临床症状。头颅 CT、MRI、周围血白细胞计数、脑脊液等检查可排除其他相关疾病。

（三）辨证论治

1. 区分癫症与狂症之不同。

癫症初期以情感障碍为主，表现为情感淡漠，生活懒散，少与人交往，喜静恶动。若病情进一步发展，可出现思维障碍，情绪低下，沉默寡言，学习成绩下降，直至丧失生活和工作能力。进一步发展，病情更甚者，可出现淡漠不知，喃喃自语，终日闭户，不知饥饱。

狂症初期以情绪高涨为主，多见兴奋话多，夜不寐，好外走，喜冷饮，喜动恶静。病情进一步发展，渐至频繁外走，气力倍增，刚暴易怒，登高而歌，自高贤，自尊贵，部分患者亦可出现呼号骂詈，不避亲疏的严重症状。癫狂至晚期，正气大亏，邪气犹存，临床极为难治。

2. 辨病性虚实。

初病属实，久病则多虚实夹杂。癫为气郁、痰阻、血瘀，久延则脾气心血亏耗。狂为火郁、痰壅、热瘀，久延心肾阴伤，水不济火，而致阴虚火旺。

3. 治疗原则。

本病初期以邪实为主，治当理气解郁，畅达神机，降（泄）火豁痰，化瘀通窍；后期以正虚为主，治当补益心脾，滋阴养血，调整阴阳。

4. 证治分类。

（1）癫症。

痰气郁结证；心脾两虚证。

（2）狂症。

痰火扰神证；痰热瘀结证；火盛阴伤证。

（四）预防调护

1. 重视精神疗法。

移情易性等精神疗法是预防和治疗癫狂的有效方法，如防止环境的恶性刺激，保持光线明亮，这对保持患者智力，活跃情绪，增加社会接触和消除被隔离感有益。包括勤更衣着，鼓励拜会亲友、谈心、读报、听收音机或看轻松娱乐性电视。病房布置家庭化，以免医院的白色标志引起患者负面情绪。组织患者参加娱乐活动，对患者治疗和恢复十分有益。

2. 加强护理。

癫狂之病多由七情内伤而引起，注意精神护理，包括情志和谐，起居饮食，劳逸调摄规律。正确对待病人的各种病态表现，不应讥笑、讽刺，要关心、体贴、照顾病人，对重症病人的打人、骂人、自伤、毁物等症状，要采取防护措施，注意安全，防止意外，必要时请专人照顾。对拒食病人应寻找原因，根据其特点进行劝导、督促，可喂食或鼻饲，以保证营养。

3. 加强妇幼保健工作。

首先加强母孕期间的卫生，避免受到惊吓等精神刺激，对有阳性家族史者应劝其不再生子女。同时注意幼儿的发育成长，一旦发现有精神异常表现，应尽早找专科医生诊治，预后较好。

（五）结语

癫狂是一种精神失常疾病，系由七情内伤，饮食失节，禀赋不足，致痰气郁结，或痰火暴亢，使脏气不平，阴阳失调，闭塞心窍，神机逆乱。其病位在心，与肝、胆、脾、胃关系密切。癫症以精神抑郁，表情淡漠，喃喃自语，语无伦次，静而多喜少动为特征，治以理气解郁，畅达气机为其大法；狂症以精神亢奋，狂躁不安，骂詈毁物，动而多怒少静为其特征，降（泄）火豁痰以治其标，同时移情易性不但是预防疾病的需要，也是防止病情发生意外的措施。

临症备要：

1. 注意癫狂先兆症状的发现。

癫狂病患者在发病前，往往有精神异常的先兆出现，如本病患者平素性格内向，心情抑郁，若有意志不遂或卒受惊恐而出现神情淡漠，沉默不语，或喜怒无常，坐立不安，睡眠障碍，夜梦多，饮食变化等症状者，应及时就诊，力争早期诊断，早期治疗。

2. 掌握吐下逐痰法的应用。

癫狂的基本病理因素为痰，或痰凝气滞，或痰郁化火。故初病体实，饮食不衰者，可予吐下劫夺，荡涤痰浊，如大黄、礞石、芒硝、芫花之类。若痰浊壅盛，胸膈瞀（mào）闷，口多痰涎，脉滑大有力，形体壮实者，可先用三圣散取吐，劫夺痰涎，倘吐后形神俱乏，宜及时饮食调养。必要时可用验方龙虎丸（牛黄、巴豆霜、辰砂、白矾、米粉），使痰涎吐下而出，临床有经吐下而神清志定者。此法现虽罕闻，但不可不知。

3. 活血化瘀法在癫狂病中的应用。

癫狂日久，气滞痰凝，影响血运，形成痰瘀胶结，痰为瘀之基，瘀亦能变生痰浊，痰夹瘀血，形成宿疾，潜伏脏腑经络之中，每因触动而发，遂成神机逆乱，神志失常。为此学者将癫狂责之痰浊血瘀为主而加以辨证论治，选用活血化瘀法治疗，常用的有破血下瘀的桃仁承气汤，理气活血的血府逐瘀汤、癫狂梦醒汤、通窍活血汤。

4. 开窍法的应用。

本病总由痰闭心窍，蒙蔽神志所致，故开窍法的应用十分重要。癫属痰气为主，可于温开，药用苏合香丸；狂属痰火上扰，药用安宫牛黄丸、至宝丹等。

二、人民卫生出版社全国中医药高职高专卫生部规划教材中医内科学中的论癫狂

癫与狂，都是痰迷心窍，神机逆乱而致的精神失常疾病，其中以精神抑郁，表情淡漠，沉默痴呆，语无伦次，静而少动者为癫；以精神亢奋，狂躁不安，喧扰不宁，毁物打骂，动而多怒者为狂。两者常互相转化，故并称癫狂。

癫狂出自《内经》，《素问·至真要大论》曰："诸躁狂越，皆属于火"，《素问·病能论》提出了节食和服生铁落的治法。汉代张仲景对本病提出心虚而血气少，邪乘于阴则为癫，邪乘于阳则为狂的认识。金元时期对癫狂的病因病机学说有了较大发展，如朱丹溪提出了癫狂的发病与"痰"有关，并首先提出了"痰迷心窍"之说，这对于指导临床实践具有重要意义，也为后世许多医家所遵循。明清医家多宗痰火之说，对癫狂病的分辨甚详，如《景岳全书·杂证谟·癫狂痴呆》曰："狂病常醒，多怒多暴；癫病常昏，多倦而静。由此观之，则其阴阳寒热，自有冰炭之异。"清代王清任提出瘀血可致癫狂的理论，并认识到本病与脑有密切的关系，对后世影响颇大。《医林改错·癫狂梦醒汤》曰："癫狂一症，乃气血凝滞脑气，与脏腑气不接，如同做梦一样。"

（一）病因

1. 七情内伤。

恼怒惊恐损伤肝肾，肝肾阴虚则水火不济，心火独亢，扰乱心神；或肝肾阴虚致水不涵木，阴虚阳亢，生热生风，炼液为痰，痰火上扰，神机逆乱而发癫狂；或思虑过度，损及心脾，气血不足，心神失养，神无所主。或思虑过度，损伤心脾，脾失健运而聚湿生痰；或忧郁伤肝，肝郁克脾，运化无权而生痰涎，痰随气逆，蒙蔽心窍，逆乱神明而发癫狂。或七情所伤，气机郁滞，气滞血瘀，或因外伤以致血瘀。气血凝滞则导致脑气凝滞，使气血不能充养元神之府，或瘀血阻滞脉络，气血不能上荣脑髓，则可造成神机逆乱发为癫狂。

2. 先天因素。

先天禀赋和体质强弱与癫狂的发生亦有密切关系。如禀赋体质健壮，阴平阳秘，虽受七情刺激亦只有短暂的情志失畅，并不为病。反之遇有惊骇悲恐，意志不遂，则往往七情内伤，阴阳失调而发病。癫狂患者往往有类似家族史。

总之，引起癫狂的病因主要为七情内伤，先天因素两个方面，均可导致气痰火瘀，蒙蔽心窍或心神被扰，导致脏腑功能阴阳失调，神机逆乱而引起神志失常。

（二）病机

癫狂发病的主要病理因素为气（气滞），痰（痰结），火（火郁），瘀（血瘀）。癫为痰气郁结，蒙蔽神机；狂为痰火上扰，神明失主。瘀血阻滞脉络，气血不能上荣于脑，导致神机混乱，神志失常，以狂症多见。如肝气郁结，脾失健运，痰气郁结，阻蔽神明，故出现抑郁呆滞发为痰气郁结的癫症；癫久耗气伤阴，阴虚则不能制火，火扰心神，气虚则无以定志，故神思恍惚，多言善惊发为气阴两虚的癫症；癫症日久，心脾两虚，血少气衰，血不养心，心神失养，故神思恍惚，魂梦颠倒，发为心脾两虚的癫症；暴怒伤肝，肝火炽盛，肝火夹痰热，扰乱心神，神机逆乱，见突然狂暴无知发为痰火扰心的狂症；狂乱日久，火盛伤阴，阴伤而虚火旺盛，扰乱心神，故时有躁狂则为火盛伤阴的狂症；狂症日久气滞血瘀，痰热瘀血阻塞脑窍，脑气与脏腑之气不相续接，故情绪躁扰不安，恼怒多言发为痰热瘀结的狂症。

1. 基本病机。

气、痰、火、瘀蒙蔽心窍，脏腑阴阳失调，神机逆乱是本病的基本病机。

2. 病位。

癫狂病位在心和脑，与肝脾关系密切，以心神受损为主。

3. 病理性质。

本病初起多实，久则虚实夹杂。如癫症日久可使心脾耗损，气血不足。狂症日久则火盛伤阴，皆可由实转虚而成为虚实夹杂证候。

4. 病机转化。

癫症多因痰气互结而成，若痰浊壅盛，郁久化热，则可转化为狂症；狂症是由痰火扰心而起，若治疗后郁火得以宣泄而痰气留滞，亦可转化为癫症。此外，痰热瘀结者多见狂症，如病久气虚而血瘀者，则可转化为癫症。

5. 预后。

癫症属痰气郁结而病程较短者，预后较好。若延误治疗，迁延日久，或愈后多次复发，则病情往往加重，可转变为心脾两虚或气阴两虚，病程越长，病情越重，则治疗越难，预后较差。狂症骤起先见痰火扰心之证，急投泄火逐痰之法，病情多可迅速缓解；如治不得法或不及时致使真阴耗伤，则心神火乱，日久其证转化为阴虚火旺。若病久迁延不愈，可形成气血阴阳俱衰，神机逆乱，预后不良。

（三）小结

癫狂的病因以内伤七情为主，其病位主要在脑，与心脾肝肾关系密切，而气、火、痰、瘀引起的脏腑功能失调，阴阳失于平衡，神机逆乱则是本病的主要病机。癫病属阴，多见于抑郁症状；狂病属阳，多见躁狂症状。临床上癫病一般分为痰气郁结、心脾两虚、气阴两虚，治疗多以顺气化痰，宁心安神为主，久病致虚者兼以补气，养血，滋阴。狂病一般分为痰热扰心、火盛伤阴、痰热瘀结，治疗多予泻火涤痰之法，后期阴伤者则当滋阴养血，兼清虚火。至于痰热瘀结者，当以豁痰化痰清热。癫狂患者除药物治疗外，预防和护理也很重要，心理疗法亦不可忽视。

三、金元四大家之一名医朱丹溪论癫狂

朱丹溪，名震亨，字彦修，号丹溪，浙江义乌县赤岸镇人，生于1281年，卒于1358年。朱氏是我国金元时期的著名医家之一，创立了滋阴学说，被后世誉为“滋阴派”的创始人，与刘完素（河间）“寒凉派”，张从正（子和）“攻下派”，李杲（东垣）“补土派”合称金元四大家。

丹溪对杂病的治疗主要从“气、血、痰、郁”四个方面着手。《丹溪心法·六郁》中说：“气血冲和，万病不生，一有怫郁，诸病生焉，故人生诸病，多生于郁”，强调在气血痰郁的治病问题上，“郁”起着主要的作用，其弟子戴元礼亦强调指出：“郁者，结聚而不得发越也。当升者不得升，当降者不得降，当变化者不得变化，此为传化失常，六郁之病见矣。”

丹溪论治杂病，将许多病因责之于痰，尝云：“痰之为物，随气升降，无所不到。”“百病中多有兼痰者，世所不知也，”足见其对“痰”在发病学上的高度重视。气血论是丹溪学术思想的另一个组成部分。丹溪认为，对于疾病的发生，正气虚是其关键。在强调补气补血的同时，丹溪又非常重视气机的畅达，如对痰症的治疗上反复强调“顺气为先”，“善治痰者不治痰而治气，气顺则一身之津液亦随气而顺矣。”气机通顺畅达，诸恙皆愈。

人民出版社出版的《丹溪心法·卷四·癫狂六十》曰：“癫属阴，狂属阳，癫多喜而狂多怒，脉虚者可治，实则死。大率多因痰结于心胸间，治当镇心神，开痰结。亦有中邪而成此疾者，则以治邪法治之。《原病式》所论尤精，盖为世所谓重阴者癫，重阳者狂是也，大概是

热。癫者，神不守舍，狂言如有所见，经年不愈，心经有损，是为真病。”“如心经蓄热，当清心除热；如痰迷心窍，当下痰宁志；若癫哭呻吟，为邪所凭，非狂也，烧蚕纸洒水，下方寸匕。卒狂言鬼语，针大拇指甲下即止。风癫引胁痛，发则耳鸣，用天门冬去心，日干作末，酒洒方寸匕。癫症春治之，入夏自安，宜助心气之药。阳虚阴实则癫，阴虚阳实则狂。狂病宜大吐下则除之。”

人民卫生出版社出版的《中医内科学》中讲：

痰饮是指体内水液输布和运化失常，停聚于某些部位的一类病证。

《素问·至真要大论》曰：“太阴在泉……湿淫所胜……民病饮积心痛。”《素问·气交变大论》又曰：“岁土太过，雨湿流行，肾水受邪，甚则饮发，中满食减”等。这些论述，是对痰饮认识的开端，又为后世痰饮学说的形成和发展奠定了理论基础。《金匮要略》首创痰饮病名，并立专篇加以论述。痰饮有广义和狭义之分，广义的痰饮是指诸饮之总称，包括痰饮，悬饮，溢饮，支饮；狭义的痰饮是指诸饮中的一个类型，即饮停胃肠痰饮。隋唐至金元，有痰饮、饮症之分，逐渐发展了痰的病理学说，提出“百病兼痰”的论点，对临床实践有十分重要的指导价值。《济生方·痰饮论治》曰：“人之气道，贵乎顺，顺则津液流通，决无痰饮之患。调摄失宜，气道闭塞，水饮停膈”，从气和水的关系来论述痰饮的病机。《仁斋直指方》首先将痰和饮的概念明确区分，提出饮清稀，痰稠浊。清·叶天士总结前人治疗痰饮病经验，重视脾肾，提出“外饮治脾，内饮治肾”。

附：依本人亲身体验，精神病人的痰，既有清稀的，又有粘稠的，即既有痰，又有饮。

饮停胃肠者为痰饮，饮流胁下者为悬饮，饮溢四肢者为溢饮，饮停胸肺者为支饮，精神病人的痰随经络遍布身体，必然包含这四种情况。

第二章　西医精神病学

西方的精神病学发展已有多年，有很多建树性的工作。

以下内容摘自：

上海市精神卫生中心编印的《精神医学专题讲座》（1985 年）；

湖南科学技术出版社出版的《临床精神医学》（1984 年）。

一、精神疾病的诊断原则和鉴别诊断

（一）诊断的一般原则

1. 在肯定不正常之前，应先在正常的范围内考虑一番。

2. 注意区分诊断价值不同的两类症状。

3. 注意症状组合或症状群结构方面的特点。

4. 疾病发展过程在诊断上有重大的意义。

5. 应用排除法则作鉴别诊断。

6. 器质性精神病诊断工作中，要注意确定躯体病变与精神现象的因果关系。

（二）精神症状群的鉴别诊断

1. 谵忘。

2. 遗忘。

3. 痴呆。

4. 焦虑。

5. 抑郁。

6. 躁狂。

7. 木僵。

8. 幻觉。

9. 妄想。

10. 强迫症状群。

二、局灶性脑损害的临床征象

原发于脑部的变性病变很少是均匀地分布于整个大脑的，往往有损害相对严重的局限病变区。某些中毒性脑损害，其病变同样有选择性较严重部位，即损害某部位，而对其他部位的神经元保持无损或相对轻微受损，在临床实践上，有必要区分出由弥漫性或比较局灶性脑功能损害所致的临床征象。这种区分，在明确病因并决定进一步检查时是十分必要的。

（一）额叶

额叶损害呈现明显的个性改变，由于抑制解除，病人变得夸大、不机智、多言、幼稚性兴奋和诙谐言语。社会道德性控制能力减退，对前途后果不加考虑，对性方面不加检点，往往犯愚蠢性错误，在经济及人事交往上亦可发生错误判断。有时呈极度淡漠，对人冷酷无情。某些病人表现为缺乏始动力，活动减少，亦有因无自发性动作而被误认为紧张性木僵。一个局灶性额叶病变患者总的病象，初看起来很象一个弥漫性脑损害过程。有时额叶病变可缺乏症状，故早期常易漏诊。

额叶病变损及运动皮层或深部投射区时，则出现对侧肢体紧张性轻瘫。这种瘫痪有时极轻微，或仅见强握反射，或伴有腱反射亢进及阳性锥体束征。优势侧半球额叶后部损害可产生运动性失语和失写，或面和舌的失用症。额叶的眶部损害可见周侧嗅觉丧失，在临床检查时常被忽视。早期患者，智能尚保持完整，意识清晰，却有大小便失禁，这一点颇有诊断意义。

（二）顶叶

顶叶损害伴有许多复杂的认知障碍，包括外在空间的认知障碍及体象障碍。任何一侧顶叶损害均可导致视觉空间及定位障碍。让病人摹仿画出简单图画或搭配有色积木或样板时，很易查出有否视觉空间认知障碍（视觉空间失认症，结构性失用症）。操作性缺陷在非优势侧半球顶叶损害时较为常见。对于是否患有位置失定向症可以从患者学习或记住地点方位中来发现，亦可从行为中发现。例如患者在病室中不能找到自己的床位及厕所等。

优势侧顶叶损害时，伴有各种类型的失语。其后部损害以感觉性失语为主，也包括失读症和失写症，还可见运动性失用症和Gerstmann综合征的某些成分，如手指失认症，失计算，左右失认症和失读症。

非优势侧顶叶损害可产生对侧体象和外界空间的认知障碍，不能认识其左肢或认出是自己的肢体。如果该侧肢体瘫痪，患者往往忽视或否认这种残废存在。当让患者描绘图画时，可发现缺失这幅图画左侧部分的详细内容，或写字时都挤在纸面的右侧部分（忽视左侧空间）。

顶叶损害的神经体征包括皮层性感觉缺失及感觉的疏忽和对消现象，皮层性感觉障碍不损及痛觉，而是一种复杂感觉的障碍及鉴别困难；不能以抚摸来识别物体，不能读出划在患者手上的图形或数字。两点鉴别困难，感觉刺激定位不正确。此外，当同时轻触患者身体两侧部位，则患者不能感知脑病变对侧的躯体部位。

（三）颞叶

局限于颞叶极部的病变，可能完全无症状。颞叶病变常伴有智能障碍，优势侧病变则更为明显。优势侧颞叶病变可只产生典型严重感觉性失语症，有时成为乱语症。优势侧偏及后部的损害可导致失读症和失写症，也可同时出现顶叶症状。非优势侧颞叶损害可不显任何症状和体征。两侧颞叶内侧损害可产生严重的遗忘综合征，而无其他智能缺损。颞叶病变偶尔可见与额叶病变相类似的人格障碍，但前者常伴有智能障碍和神经症状。慢性颞叶病变可伴有严重人格障碍，特别是情绪不稳和攻击性违纪行为。颞叶病变多见精神分裂症的精神障碍，人格解体和性功能紊乱。癫痫症状颇常见，具有一定的定位意义。颞叶深部损害的最可靠的神经体征是对侧的同向性上象限性视野缺损。左颞叶的病灶可引起对言语内容的理解及记忆障碍，右颞叶的病灶可产生快速识别图画的障碍。

（四）枕叶

枕叶病变除了视野缺损外，无其他局灶性症状，有失读症，无失写症和色觉失认症，是优势侧枕叶或枕颞叶损害的特征性症状。患者对景象或事物能感知其个别属性，但不能说出整个事物的意义。视觉空间失认症在非优势侧的枕顶叶病变时多见，复杂的幻视亦认为多见于非优势侧枕叶病变。

（五）胼胝体

胼胝体部分的扩展性病变必然会损及半球的外侧临近部位，产生严重而发展迅速的智能衰退。前部肿瘤产生严重额叶症状，常见精神运动迟缓，或缺乏自发动作，失语，失用及不对称性锥体束征，合并某些顶叶症状，例如累及间脑可见嗜睡。木僵及运动不能，奇突的姿势运动异常，很像紧张性木僵。

（六）间脑和脑干

深部中线组织病变的最特征性症状为 Korsakoff 型遗忘症和嗜睡

症。这些症状常发生在渐进性智能衰退的基础上。遗忘症以近事为主，可伴有虚构，为第三脑室附近、导水管及后部下丘脑损害的特征性症状。嗜睡提示后部间脑及中线上端病变。嗜睡程度可有波动，有时可呈睡病发作，有时可发展到深昏迷，其中运动不能性缄默症颇为典型，此症亦称睁眼昏迷。

下丘脑功能障碍可有多食、多尿、肥胖或体温升高，成年者可见停经或阳痿，儿童可见性早熟或发育迟缓。当累及垂体时可有内分泌症状，但由于精神症状突出，内分泌症状常被忽视。丘脑损害可引起感觉异常。脑干损害可有特征性的颅神经麻痹和锥体束征及感觉障碍。

（七）脑损害的部位

脑部损害的精确定位，不大可能凭借精神症状来做出判断，这是一个事实。但是也不能认为精神症状的产生与病变部位毫无关联。一般来说，连合纤维或投射聚合的部位遭受损害时，如胼胝体与第三脑室附近的病变，常早期产生精神症状。虽然我们对有关精神症状与大脑定位方面的认识还很肤浅，但就现有的认识至少已指出，在非弥漫性的大脑病变中，最易出现精神症状的是损及间脑——皮层联合机制、边缘系统和颞叶等部位的病变。这些部位损害所引起的精神功能改变，常为情绪与智能活动这一高级整合过程的紊乱。

三、精神疾病与遗传学问题

遗传病总的来讲可以分两大类：一类是完全由遗传因素决定而发病的；一类是基本上由遗传决定的，但需要环境中一定的诱发因素才发病。这个可以用遗传度来表示，判断某一性状变异传递给后代的可能程度来表示遗传因素和环境因素的相对效应。

（一）遗传病的类别及其特点

1. 单基因遗传病分常染色体显性遗传病、常染色体隐性遗传病、性连锁遗传病。

2. 多基因遗传病。

3. 染色体病。

（二）优生学

1883 年英国博物学家 Galton 创造了名词优生学，其本意是在社会的控制下，全面地研究改善后代的遗传素质，使后代在智力和体力上都得到不断地改善。

1960 年美国人类遗传学家 Stern 又将优生学分为预防性优生学和演进性优生学。前者的任务是减少后代中各种遗传性疾病的患者，即降低产生不利类型的等位基因频率的途径，所以是消极优生学；后者是设法使后代中出现更多在智力和体力上优秀的个体，促进优秀个体的繁衍，即消除不利的和增加有利的等位基因组合的途径，所以是积极优生学。前者是劣质的消除，后者是优质的扩展。根据目前的生物医学知识，为了达到改善人群的智力和体力的目的，除受精时已决定的遗传结构外，胎儿期的发育分娩和婴儿抚育都具有主要的作用。所以近年来又有人提出优体学和优境学的概念，这些新生学科虽然并不着眼于改变人群和基因频率，但对于改善人类的素质同样具有重要的实际意义，因而受到各方面的重视。

（三）精神分裂症的临床遗传

1. 精神分裂症的患病危险率。

精神分裂症的亲属——————————患病危险率（%）

第一级

父母————————————————————4.4%

同胞————————————————————8.5%

父母健康——————————————————8.2%

父母一方患分裂症————————————13.8%

子女————————————————————12.3%

父母均为分裂病——————————————36.6%

第二级

叔伯姨姑——————————————————2.0%

侄辈————————————————————2.2%

嫡堂表兄弟————————————————3.2%

第三级

远房堂表兄妹———————————————2.9%

一般人群——————————————————0.86%

2. 双生子的非同病率研究。

精神分裂症表明DZ（异卵双生子）的同病率约为7%～20%，MZ（单卵[同卵]双生子）的同病率约为15%～50%。

同卵双生子的遗传组成是一致的，但同病率不是100%，这是一个令人困惑不解的问题。

（四）情感性精神病的遗传学

1. 情感性精神病的血缘关系与发病率。

关系————称谓——————————%

第一级————父母————————————23.8%

第一级————兄弟姐妹——————————26.9%

第一级————子女————————————11.3%

第一级共计62.0%。

第二级————叔伯姑舅姨————————————13.7%

第二级——（外）祖父母——9.6%

第二级——侄舅——5.5%

第二级共计 28.8%。

第三级——堂（表）兄弟姐妹——6.0%

第三级——叔伯祖父其他——3.2%

第三级共计 9.2%。

2. 情感性疾病异卵双生子同病率为 14.0%，同卵双生子同病率为 65%。

四、精神内分泌学、精神病的脑诱发电位研究

（一）精神内分泌学

1. 中枢神经组织是内分泌系统的“靶器官”。

2. 下丘脑激素在调节行为中有一定作用。

（1）下丘脑激素对中枢神经组织有所不同，分直接作用和间接作用。

（2）下丘脑和垂体激素对精神活动和行为有一定效应。

（3）与鸦片（内源性）有关的多肽激素的行为有一定效应。

3. 抑郁症患者内分泌系统功能的研究。

（1）抑郁症患者下丘脑——垂体——肾上腺轴功能异常。

（2）抑郁患者下丘脑——垂体——甲状腺轴功能异常。

（3）抑郁症患者生长激素的应激反应异常。

4. 精神分裂症患者内分泌系统功能的研究。

生长激素：有一定异常。

促黄体激素和促卵泡激素：有一定异常。

5. 抗精神药物的神经内分泌反应：有一定研究成果。

（二）精神病的脑诱发电位改变

精神分裂症，情感性精神病，神经官能症，器质性精神病以及其他儿童注意缺损障碍，婴幼儿孤独症，癫痫，幻觉和妄想等脑诱发电位均见异常。

五、各种常见的精神疾病简介

（一）器质性精神病

器质性精神病是指脑部有明显病理改变，包括各种原发于脑部疾患、继发于躯体疾病或中毒所致的精神障碍。器质性精神障碍的一般临床征象可表现在几个方面，其中最基本的为意识及认知功能的障碍，即谵妄或意识模糊综合征、遗忘综合征和痴呆综合征。这些综合征可单独出现或在病程中相继出现，比如在意识模糊综合征以后可出现遗忘综合征，最后可能进入痴呆状态，也有直接缓慢地发展为痴呆，也有在进行性痴呆病程中出现发作性的意识模糊。在这些基本综合征的基础上，可出现某些特殊症状和体征，如额叶或顶叶综合征；有时可见由于失去大脑高级控制的“释放”症状和继发于脑器质性损害的情绪症状。

（二）症状性精神病

症状性精神病具体指各类躯体疾患（兼并或不兼并脑部疾患）所伴发的急性精神障碍。究其实质，可以认为它并非真正的精神疾病单元，而是各种躯体疾患全部症状组成的一部分，。即一组以某些精神障碍为特征的症状群。脑组织对各种外因性损害总是反应为相类似的精神病理现象；换言之，躯体疾患伴发的精神症状普遍不取决于躯体疾患的种类，也就是这类精神症状对各种躯体疾患均为特异性。

（三）职业中毒性植物神经衰弱症状群

任何毒物以任何形态侵入人们的机体之后，哪怕极其微量，只要持久不断地在体内累积到一定的程度，当超过机体可以承受的阈值时，就会产生中毒反应；而且它总是以大脑功能的紊乱——具体的临床表现就是以植物神经的功能失调和类似于神经官能症的色彩为特征。这种症状群的起病初期多为病人的自我感觉，客观的体征很少。再者，某些具有诊断价值的体征不是一次神经系统检查就可以发掘出来的。因此，只有根据病人的诉述做动态的神经系统检查，然后将所现体征定期比较，视其不断加重的特点，才可以做出职业中毒的判断。

（四）药源性精神障碍

药源性精神障碍是指在药物作用下引起异常的精神活动而言。许多临床常用药物特别是作用于中枢神经系统的药物，常能引起不同程度的精神障碍，据统计发病率为 30%。

（五）肝脑综合征

肝脑综合征又称肝性脑病，是由于肝功能受损导致体内一系列代谢异常所引起的。其中包括门——体循环性脑病和一些肝昏迷前期症状。

（六）肺脑综合征

肺脑综合征或称肺性脑病、肺原性脑病，是由于肺功能不全而造成的缺氧和二氧化碳潴留。

（七）红斑性狼疮引起的精神障碍

红斑性狼疮是一种自体免疫性疾病。临床上分为局限性红斑性狼疮和全身系统性红斑狼疮。前者较少见，病情较轻而且几乎未见有发生精神症状者；后者的发病率近年来未有增多趋势，其它病情日趋复杂，可累及人体多数器官和组织，且伴以多种血液学和血清学上的变化，约 1/4 的这类病人发生精神障碍。

（八）内分泌精神病

神经系统和内分泌系统在调节人体重要功能上是密切相关的，可统称为神经内分泌系统。许多年来，已知内分泌系统受制于中枢神经，通过下丘脑——垂体及植物神经的双重调节；而内分泌系统对神经系统的调节也很重要，内分泌功能变化可直接或间接影响神经系统。按目前的认识，两者相互关联的一个重要机制是下丘脑——垂体——靶腺轴的反馈平衡作用。总之，神经内分泌系统的作用除了反应在体内脏器活动和物质代谢等方面外，也经常反应在神经——精神活动的功能状态。从精神病学的角度看，许多临床事实证明不少精神疾患伴发内分泌功能改变，各种内分泌疾患几乎都出现或多或少的异常精神活动，甚至具有明显的精神病表现。这两类情况可归纳在一起而称为“内分泌精神病学”。

（九）产后垂体前叶功能减退引起的精神障碍

产后垂体前叶功能减退症，又名席汉氏病，是内分泌病中比较常见的一组疾病。本病患者中的 1/4 的病人可产生轻重不等的精神障碍，主要与垂体前叶的促激素减少以致性腺、甲状腺和肾上腺皮质机能不足有关。

（十）妊娠与精神疾病

一般在妊娠期中，母体对于种种影响的抵抗力增强，精神病发病率比较低，而且其它的心身疾病或神经症症状都有在妊娠期减轻或消失的倾向。但另一方面，某些孕妇也可出现以情绪变化、冲动等为主要表现的轻度精神活动变化，如以情绪不稳、易激惹、发怒、哭泣颇为多见。相反，也有表现为活动性增加、无计划性购买东西、工作和家务能力显得比平时活跃的。同时也可出现兴趣或对人关心程度的变化，感觉方面特别是嗅觉显得敏锐起来；食欲有时不振，但也可以出现异常食欲，如偏食、早食；性欲一般低下，有时亢进；诉述睡眠障碍的人并不少见。以上现象很多是与受孕同时产生，分娩后消失。

产褥期精神障碍发病率较高；既往有精神病史者，产褥期复发率报告不一，据报告为13%~51%，发病年龄以22~28岁居多，25~34岁占全部病例数59%，就分娩次数而言，一般都认为以初产妇发生最多。

（十一）周期精神病

对于这一类病例，其精神——躯体症状具有许多不同于其他精神病的特点，病程转归及治疗效应亦有别于其他精神疾患。该症并不少见，1/3以上病例有精神病家族史；性格多为热情，急躁，爽直，主观，任性，好动，敏感，易冲动，发病前均有精神——躯体诱因，以精神创伤为多。

（十二）脑外伤后遗精神症状

引起头部外伤后遗精神症状的因素很多，而且相互作用，可以造成很大的复杂性。头部外伤产生的精神症状也是多种多样的，除了极轻微的脑外伤外，一般都有一定程度的脑部损伤，但在临床上很难检查出神经系统的阳性体征，因此有些学者指出，常出现的症状在目前条件下来看，只能认为是功能性的障碍。然而，有更多的学者认为脑外伤或脑震荡后引起的症状是综合性的，是一种器质性的疾病；如头痛、头眩等就是由于脑部损伤后所引起，但对于这些病人所产生的头痛等症状，有时也可以看作是由心理因素或易感性素质所引起，所以脑外伤所引起的后遗症状群主要是因为脑部受到损害后的原因，此原因起有决定性的作用，但并不是决定性的作用。

（十三）癫痫的精神病学问题

癫痫患者出现精神障碍十分常见，除先兆外，精神障碍发生率约20~30%，发生年龄较一般癫痫的年龄为迟，有人报告主要发生在30~40岁，也有不少人发生在40岁以后。单纯以精神障碍形成出现的并不多见，多数患者合并大发作或其他类型发作。

（十四）老年精神病

痴呆为智力范围的衰退，典型的表现是记忆、定向、判断等认识功能的丧失和情感的缺陷。它的分类应根据脑部的基本病理变化来分，然而极大多数的痴呆却是原因未明的，故难以在目前的医学水平上做出正确而精细的分类。

（十五）精神分裂症

关于精神分裂症的概念，以德国精神病学家克氏和瑞士精神病学家勃氏的贡献比较大。

1. 克氏眼中的精神分裂症是这样的：早发痴呆，包括一系列的临床症状，其共同特征为精神活动内在联系的一种特殊形式的破坏，并伴有明显的情感及意志活动的损害。——这个定义，强调了早发痴呆的重要症状是精神活动内在联系的破坏，同时也不再强调本症一定是“早发”和最后一定要“痴呆”。克氏的早发痴呆包括三个类型，即青春型、紧张型和偏执型。他认为下列症状是本病的病征：幻觉，通常为幻听和幻触；对外部世界的关注减少，缺乏好奇心；思维障碍，特别是伴有不寻常的，“联想散漫”部分是不可理解的联系；妄想，情感迟钝；违拗症；刻板行为。并强调上述症状是在意识清晰的背景下出现的。

2. 勃氏最早提出了“精神分裂症”的概念，认为精神分裂症包括好几种疾病。多数人也认为精神分裂症不是由单一病因引起的。勃氏把其症状区分为原发症状和继发症状，还从另一个角度区分为基本症状和附加症状。他认为不少病例的继发症状（人格对原发疾病过程的心理反应）颇为突出，大部分继发症状的内容都可以理解为受心理因素所制约，往往可以用心理分析学派的观点来解释。至于原发症状，则是原发疾病过程的直接后果。他认为原发症状是疾病的必要组成部分，而继发症状却不一定出现，它的转变也不一定代表疾病过程的转变。他又说，我们并不了解精神分裂症原发症状的全貌，但联想障碍至少是原发症状之一，并强调“精神分裂症的病程虽不一”，但“决不能恢复到原来的完整性”，他说：“我还没有看到过一个不残留某些肯定的病态征象出院的精神分裂症的病人。”又指出，这种征象可以很不明显，需要仔细发掘才能找出来。勃氏把精神分裂症的结局都称为衰退，根据病人出院后能否工作而把它分为三类：能够劳动维持生活者称为轻度衰退；完全不能适应社会生活者称为重度衰退；介于期间者称为中度衰退。在勃氏的时代，既无休克治疗，又无精神药物，住院病人取得了不错的结局，难能可贵。

3. 近年来，除了在治疗方面取得较大的进步外，其他方面与克氏、勃氏当初所提出的概念相比，并无基本的变化，只是在细节方面有所补充。

（十六）情感性精神病

情感性精神病是以抑郁、焦虑或情绪兴奋高涨为症状的一组精神病，躁狂和抑郁可在同一患者中交替发作。

情感性精神病

原发性——————————继发性

↓ ↓

单相抑郁—双相抑郁……精神疾患—躯体疾病（包括脑器质性病

变）

单相抑郁————————————双相抑郁↓↓

神经官能症；反应性抑郁症精神病性；内源性抑郁症（躁郁症）

↓

激越性抑郁症；迟滞性抑郁症

新分类为：

1. 精神病性情感障碍。

2. 非精神病性双相疾病。

3. 单相双相连续谱。

4. 情绪恶劣及性格所致抑郁。

5. 隐匿性抑郁症。

6. 神经性官能症抑郁症不是一个疾病单元。

7. 正常“抑郁”与病态抑郁应相鉴别。

8. 年龄因素对情感性疾病有影响。

（十七）分裂情感性精神病

这类疾病的临床表现为情感性精神病的躁狂或抑郁，与精神分裂症症状在病人的同一次发作中出现，或两类症状分别出现于病人的先后发作中，起病较急，间歇发作，缓解良好。

（十八）更年期精神病

更年期精神病又名老年前期精神病（苏联）、退行性精神病（德国），也指从中年到老年这一过渡时期中，在内分泌功能紊乱的基础上，由于精神和躯体等因素诱发而首次发病的一类精神病。其临床症状的特点以紧张、焦虑、忧郁或伴有幻觉、妄想为主，同时可伴有各种植物神经功能和内分泌功能紊乱等躯体不适感。就发病年龄而言，一般女性多在绝经期前后，男性发病时间较晚，多数在 55～65 岁之间。

国内更年期精神病的发病年龄为据上海报道：女性 46～50 岁；男性 51～65 岁。

（十九）妄想性精神病

1. 慢性妄想性精神病（即偏执状态）：

（1）这类妄想渗透到妄想者人格的整个结构及特征中。

（2）妄想发展是按部就班，层次井然，前后协调，条理清楚，故称为系统性妄想。

2. 急性妄想性精神病（即妄想阵发）：

急性幻觉性精神病类梦呓状态。这是指一组猖猝突然发病，临床表现以多样化的内容及形式的一过性妄想为中心结构的妄想性精神病。

3. 感应性精神病（即二联性精神病）：

这类妄想体现了一种名副其实的妄想体验，妄想是意识障碍的直接后果，对病人来说很像是他身临其境的一种经验（直觉、错觉、幻觉、陌生感、灾难感等），这是一种偏执状态的“传染”感应。原发病人的富于逻辑性之妄想在相互关系密切、感情浓厚的影响下，使第二者产生共鸣，并全盘接受了原发病人的全部妄想情节，且同样坚信其真实性，总之是在感应情况下生成，以妄想为主题。

（二十）神经官能症

神经官能症或神经症是一组轻性精神疾病，具有使自身受到折磨的多种精神、躯体症状，但缺乏可解释的客观病理改变。一般认为，精神因素在病因学上占据主要地位，故也称精神神经症。神经症不存在对外部世界和自我认识上质的或显著的歪曲。虽有适应能力的下降，但和环境的关系不致破裂，这是轻重两种精神疾病最根本的区别。

（二十一）边缘状态

在临床工作中常会遇到一些既不像神经症，却又不是精神病的病历。他们几乎处在边缘地带，所以被称为边缘状态。正常人的性格有开朗与羞涩之分，而大部分正常人处于两者之间。精神病正是人格的延续，为其极端情况：开朗者的极端为躁狂抑郁症，羞涩者的极端为精神分裂症，在两者之间的病态为分裂情感性精神病。病情尚未严重到精神病性地步的情况就是边缘状态，处在精神病与神经症之间。

（二十二）儿童精神病

症状较轻的有儿童神经官能症；严重的有儿童精神分裂症；婴儿痴呆或解体性精神病；婴儿孤独症；儿童躁郁性精神病。

（二十三）精神发育不全

精神发育不全又名精神发育迟滞，精神幼稚症或精神薄弱。它并不是一种单一的疾病，而是多种遗传或环境因素所造成的精神发育缺陷的总称，其病因复杂。世界卫生组织 1978 年编制的国际疾病分类对于精神发育不全所下的定义是：精神发育的受阻或不完全，尤以智力低下为其特征。年龄阶段在十八岁以前。

（二十四）脑功能轻微失调

这是一种行为和性格的障碍，在儿童期表现得比较明显，但亦可持续至成年。有人称之为“活动过多综合征”或“注意缺损障碍”。

（二十五）变态人格及性变态

精神医学方面所讲的人格与道德伦理学方面所讲的人格含义不同。正常人格←→（异常人格）变态人格←→精神疾病被看成是一连续谱带，在变态人格与正常人的这一端及变态人格与精神疾病的另一端之间，并不存在截然明确的分界线。严格地讲，一个现实的人，在整个人格或其整个心理活动领域内的各方面都完全理想、健康完美、毫无欠缺，这几乎是不可能的（人无完人，金无足赤），常常在某种性格的优点背后同时存在着相对的缺点，这正是客观实际与辩证思维所能普遍认识的。

为此，欧美少数“泛精神病学论”的观点者，认为在社会人群中有50%~ 60% 甚至 100% 都曾经有过或正患有某种“精神疾患”。当然，我们不赞成这种极端主义的观点我们认为这里面有一个量变到质变的问题，只有人格缺陷在“量”的方面达到了一定程度而引起“质”的改变时——即影响到他本人适应社会环境的能力变得明显不良或造成周围人们一定痛苦的出格地步，才可视为变态人格。我们不该把“变态人格”扩大化，把具有某些“怪癖”的正常人也归纳到变态人格范围内去。另一方面，有些变态人格的确也与某些精神疾病有比较密切的关系或为他们提供病前人格基础（如癔症人格对癔症，分裂样人格对精神分裂症，偏执样人格对妄想性精神病等）。变态人格由于适应不良，也可在较强烈的应激因素下发生“一过性（反应性）精神病态”。但一般而论，变态人格常自青少年时期形成，长期维持不变并具有其固定规律。只要它没有发生“精神病性状态”则应属于精神病性精神障碍，且具有一定的行为责任能力。

六、司法精神医学鉴定

司法精神病学是精神医学的一个分支，是一项有着严格医学科学观点和重大政治法律任务的专门技术。精神病人可因意识障碍、认识和判断能力障碍或病理性思维、感知、情感等影响而做出违反法律的行为；或做出影响履行民事权利和义务从而构成法律问题的行为。

司法精神病学的任务主要有两个方面，一方面是在民事案件中，对有精神病可疑的当事人（包括原告和被告）进行精神状态鉴定，从而确定当事人是否具有行使“法律行为”的能力，或者称为行为能力；另一方面是在刑事案件的侦查过程中，在公安、检察院、法院受理案件过程中，在劳改犯服刑过程中出现精神可疑时，明确行为人对所造成危害的结果有无责任能力或受审能力，并提出医疗处理意见。司法精神医学鉴定必须经公安司法民政部门提出申请，并提供有关材料，包括一般资料、案情资料、有关人员反映资料及受鉴人的书写资料等。

《中华人民共和国民事诉讼法》第八十八、八十九、九十条都规定："应当指派聘请有专门知识的人进行鉴定"。在民事诉讼案件中，《中华人民共和国民事诉讼法（试行）》第六十三条也做了规定："人民法院需要解决专门性问题时，有关部门有义务按照人民法院的通知，指派有专业知识的人进行鉴定。"这里指的"专门知识"或"专业知识"也当然包括精神病科工作者在内，在鉴定过程中，要对当事人的行为能力和责任能力做出鉴别诊断。

在鉴定过程中，经常遇到的比较主要的精神病有：

1. 精神分裂症。

2. 精神发育不全。

3. 拘禁性精神障碍。

4. 癫痫。

5. 情感性精神病。

6. 诈病。

做好司法精神医学鉴定，应持慎重态度，也需认真研究、不断改进。

七、精神病药理学及药物学

虽然绝大多数精神病患者的病因至今尚未阐明，但在古代就已经提出精神疾病有器质性损害的概念，并且采取许多物理的和化学的治疗方法来促使病人安定和恢复健康。

（一）精神药物的分类

1. 抗精神病药又称神经阻断药、神经阻滞药、抗精神分裂症药、抗幻觉妄想药、神经松弛剂。

2. 抗躁狂药。

3. 抗抑郁药。

4. 抗焦虑药。

5. 中枢神经兴奋药。

6. 拟精神病药。

大脑神经元的细胞膜上有特殊受体，可以通过敏感性调节来适应配体供给的改变。

这些药物都各有特点，作用谱不同，经过临床应用，各有其注意事项，应根据情况选择，原则上应尽可能采用一种药物进行治疗，有时为了有效控制某些症状的需要或一种药物疗效不明显或副反应太大时，才考虑联合治疗。

（二）维持治疗

维持治疗所需的时期按情况而定，尚无统一规定。一次发病后如恢复良好，可维持治疗若干年后逐渐试行停药观察，停药后如发现早期精神活动失调现象（如睡眠障碍、情绪波动不稳、注意力不集中、敏感猜疑等）时应恢复用药。停药必须在严密观察的条件下进行，如过去有停药复发史或试行停药复发者，宜进行长期维持治疗，在病情允许的情况下可采用假日停药法或间歇给药法，实践证明同样也能起到维持治疗的作用，且可以减少药物副反应的发生。

（三）副作用

1. 发生副作用的有关因素。

（1）年龄。

（2）性别。

（3）使用时期。

（4）用量。

（5）其他。

2. 精神药物所致副作用。

（1）引起低血压。

（2）引起血栓形成和栓塞。

（3）对心脏有损害。

（4）对心血管有副作用。

（5）锥体外系副作用。

（6）致畸胎副作用。

（7）恶性综合征。

（8）药物性粒细胞减少及缺乏症。

（9）药物性谵妄综合征。

（10）药物成瘾（药物依赖）和戒断反应。

八、精神病的辅助治疗

（一）心理治疗

心理治疗又称精神疗法，就是应用心理学的原则和技巧。通过医护人员的言语或行动以及人际关系的来往，改善病人的情绪，提高病人的认识，解除其顾虑，增强其战胜疾病的信心和能力。以达到改善患者的心理状态和行为方式，从而减轻病痛和提高治疗效果为目的。

1. 国外流行的几种心理治疗方法。

（1）精神分析学派。

（2）新弗洛德学派。

（3）Rogers 的非特异性心理治疗。

（4）松弛疗法。

（5）完形治疗。

（6）存在主义分析法。

（7）语义治疗法。

2. 祖国医学心理疗法。

（1）说理开导法。

（2）惊者平法之。

（3）以情胜情法。

即朱丹溪提出的“活套疗法”，怒伤于肺者，以忧胜之，以恐解之；喜伤于心者，以恐胜之，以怒解之；忧伤于肝者，以喜胜之，以怒解之；思伤于脾者，以怒胜之，以喜解之；恐伤于肾者，以思胜之，以忧解之；惊伤于胆者，以忧胜之，以恐解之；悲伤于心包者，以恐胜之，以怒解之。

总之，心理是脑的机能，心理依赖于脑，神经系统的发展水平决定着心理的发展水平，大脑的健康状况制约着人的心理活动。

（二）电休克治疗

电休克治疗又称电痉挛治疗，它是利用短暂适量的电流刺激大脑从而引起患者意识丧失和全身抽搐发作，以达到治疗精神病的一种方法。其有适应症，禁忌症，慎用症，也会发生并发症，需做相应的处理。

（三）行为治疗

行为治疗又称条件反射治疗。行为治疗的基本理论包括操作条件反射、经典条件反射和社会学习的学说。他认为人类多数的行为反应是通过“学习”而获得的。如果学得的是与社会环境相协调的活动反应，那就是正常的心理活动行为；如果学得的是与大多数人不同而且影响其本人工作、学习或社会适应的活动反应，那就是病理的心理行为。此外，尚有些精神活动形式的表现是由于神经肌肉、骨骼等系统的病理变化或生化代谢紊乱所引起的征象。按照这种理论观点，除了后面这一类是由器质性病变所产生的以外，有许多神经症的症状(即广义的“行为”）也是通过学习、形成条件反射，逐渐产生和巩固的。既然有些症状是通过“学习”和“条件反射”而获得，那么通过“学习”和“条件反射”也就可以使之减轻或消除，这便是行为治疗基本的理论基础。

1. 改变先行条件法（脱敏法，模拟法，交叉抑制法，厌恶性条件反射法）。

2. 改变环境所引起的后果法（正强化法，负强化消除法，消退性实践法）。

3. 生物反馈法。

九、精神病的脑电图

由于精神病学的研究对象、精神活动比较复杂，精神症状多种多样，面对这种复杂的问题，目前使用的常规检查和分析方法尚不够精确，在资料的舍取上往往缺乏严格适当的对照，难免掺有不少主观成分。然而，现在这方面也积累了不少资料，可以作为研究这方面的参考。

脑电图在精神科方面的应用主要有：

1. 器质性疾患，精神发育不全所引起的精神障碍和癫痫的诊断。

2. 某些精神病的鉴别诊断，如癔症和癫痫的鉴别诊断。

3. 非典型精神病的诊断。

4. 行为儿童或变态人格患者的电生理研究。

5. 精神分裂症，躁狂抑郁症等内因性精神病的研究等。痴呆、肝性脑病、精神分裂症、情感性精神病、神经症、精神发育不全的脑电图均见异常，参考和根据脑电图可对病人进行相应的治疗，有一定的意义。

十、精神科急症处理

据国外资料，近年来医院急诊中涉及精神科问题必须紧急治疗或住院处置的患者日益增多。精神紊乱可导致各种危险行为，或则影响到社会，或则威胁病人自身生命及安全，因而需送急诊。在欧美国家，一些有心理问题和精神疾患的患者常到综合性医院急诊室去就诊；也有的国家设立包括精神科、内科的医生、护士及社会工作者，心理学家所组成的特别治疗中心来接诊这类病人，这类现象称“危机干预”。所谓“危机”，即发生可能造成严重后果的紧急情况。

急入院的精神科诊断按比例顺序为：精神分裂症，反应性精神病，症状性精神病，癫痫性精神病，脑器质性精神病，癔症，躁狂症，老年性精神病，酒精中毒性精神病，抑郁症，精神发育迟滞。西方国家的比例顺序为：精神分裂症，抑郁症和轻躁狂，神经症和人格障碍，急性境遇性障碍，酒中毒，其他。

急症有强暴行为，急性抑郁状态及自杀、焦虑、惊恐状态，急性器质性脑病综合症，急性药物性中毒，精神紊乱伴同躯体症状。

肝功能异常的现象在精神科临床上较为常见。肝功能异常的原因错综复杂，涉及面广。肝功能异常与精神活动障碍的联系简单来说可分为二种情况：肝功能异常与精神活动障碍有直接联系；肝功能异常与精神活动障碍无关。

精神药物都在肝内代谢，因此药物本身或其它代谢产物所致的肝脏副反应，尤其是对已有肝脏疾患者的影响在临床上较为常见，即药物性肝损害，同时精神疾病也会伴发肝功能不全。

十一、心身医学

心身医学是精神病学的一个分支，专门研究心理因素和人体疾病之间相互关系的一门学科。有关心身医学的概念有狭义和广义两种，狭义的心身医学主要研究人类在健康与疾病中的生物学、心理学和社会因素的相互关系，亦有人运用行为科学的理论和方法来研究人类的疾病和健康问题。目前国外的心身医学按其所涉及的内容，大致可分三类：第一类是狭义的心身医学，它主要研究情绪与疾病的联系。即过度的焦虑、恐惧、怨恨及其他心里紧张而引起神经及体液对脏器调节上的紊乱，最后导致疾病的过程。第二类，现又称联络咨询精神病学，是心身医学理论在综合性医院中的实践应用，其对各科患者和垂危者给予精神卫生方面的服务。第三类，称作“心理社会医学”，即在广阔的社会环境中，研究与健康有关的心理社会因素，通常所称的“心身医学”主要是指这一类。也有学者把心身疾病改为心理生理疾患，他们认为人类的疾病不是由单一因素造成的，必须从躯体、心理、环境等方面的联系中去研究。近代以来，国外学者著书阐述了性格、情绪、心理对疾病的影响。

心身疾病的诊断除了做体格检查外，还要做心理检查。

一般情况下，心身疾病的治疗除了做体格治疗外，还要做心理治疗。

一般情况下，心身疾病的治疗应该由非精神科医生来进行，预防措施方面应针对以下几个方面的问题：

1. 遗传与素质。

2. 社会与文化的关系。

3. 生活史——即过去经验（特别是人际关系）及其积累的作用。

4. 使疾病诱发持续的直接环境因素。

十二、临床心理测验

心理测验是心理测量的技术，测量主要是为了取得事物的量，而便于进行比较、鉴别和评定。

心理现象和物理现象、生理现象一样，也是一种客观存在的现象，可以做数量化的分析。心理测验就是用心理测量的工具取得心理变化的量的数据来比较鉴别和评定不同个体之间心理上的差异，或者同一个体在不同时期、不同条件或不同场合的心理反应和心理状态。心理测验的发展表明心理现象也是可以测量的，其在临床发展上是有前途的。心理测验量表有很多，1972 年出版的《心理测验年鉴》介绍了 1100 多种，可归纳为几种类型：按测验的目的来分，可分为智力测验、人格测验、特殊能力测验和诊断测验四大类；以测验的性质来分，可以概括为文字和非文字两大类；以测验的方法来分，有问卷测验、操作测验和投射测验三大类；还有以测验的组织方式来分，可以是个别的，也可以是团体的，临床上主要是个别测验。测验者一定要经过专门的训练，有些国家要经过有关学术部门的标准，不是随便什么人都能使用心理测验的。

临床常用的几种心理测验有：

1. 韦克斯勒成人智力量表——主要用于智能缺陷或脑外伤引起的智力衰退、精神障碍及其他病理性状态的诊断，适用于 16 岁以上成人。

2. 明尼苏达多项人格调查表——用于测验个人与社会的适应性。（最常用于鉴别精神疾病）

3. 罗夏测验——用于检查精神病和神经病。

4. H-R 神经心理学测验——主要是建立人脑与行为关系的研究基础上的。

5. 其他的有韦克斯勒记忆量表、图案记忆测验、本德视觉运动完形测验。

临床心理测验主要用于疾病诊断、临床研究、心理咨询等。

十三、社会精神病学

社会精神病学是在第二次世界大战以后逐渐形成而被公认的精神病学的一个分支。战后在社会中存在的种种问题大大改变了医学中内外各科的研究和处理的方向。通过研究来发现社会问题和精神卫生间的关系，并根据目前具备的条件来开展社会精神工作，使每一个居民都达到精神上的健康。社会精神病学的研究领域还不太固定。一般认为，精神卫生问题已经由生物领域跨入生物－心理－社会综合性研究和服务领域。就实践内容而言，社会精神病学和社区精神病学是一致的，都是为了开展社区精神卫生工作的一门科学，它的主要内容应体现在两个方面：第一，指涉及精神病医院外精神病人的医疗、预防甚至工作安排和人际关系调整等问题的研究和实施。第二，为本区内每个正常人和精神病人的精神健康着想而建立有关的专业组织，通过专业人员和政府人员合作开展精神卫生的研究、治疗和预防工作。

与社会精神病学相关的方面有：社会生活背景，综合医院内的精神病学问题，社会支援、预防、康复医学。

十四、弗洛伊德精神分析学（简介）

西格蒙德·弗洛伊德是奥地利籍犹太人，17 岁开始学医，后来学习神经解剖、神经病理及神经精神病学。他从治疗一些具体病例实践中感到神经症的患病机制并不是由于大脑的器质性病理变化，而是由于过去的精神创伤所致。由此，他提出了“潜意识论”，奠定了精神分析学的基础，也为精神动力学的发展做出了很大的贡献。“潜意识论”打破了传统心理学的范围，对心理学和精神病学都做出了卓越的贡献，并对西欧的文学、艺术、社会学等方面产生了深远的影响。Wernicke,Kleist 等的大脑局部定位学说认为精神疾病是由于大脑某个管理精神活动的“中枢”发生病变所致；Kraepelin 氏也认为精神疾病主要是由于躯体或脑的病理机制所致。直到现在，在西方精神医学界中，不少学者认为精神病的主流仍然是“Krepelin 的传统精神病学”与以弗洛伊德为代表的“精神动力学”的结合。

弗洛伊德对医学的贡献是卓越的，不能被抹煞。在他的晚年，他的追随者们把他的若干理论引伸到文艺、哲学、社会学等各方面去，形成了“现代主义”某些思想流派的理论基础，即所谓“弗洛伊德主义”，其与马克思主义不同。我们着重研究的是他在医学范围内的“精神分析学”。

现在欧美基本上有两个精神分析学派：

（1）正统或经典分析学派，坚持弗氏生前发展方向。

（2）新弗洛伊德学派，在美国约有10%的精神科医生是很好的精神分析学家，其余人中约有一半是相信精神分析学的。他们都十分重视潜意识、矛盾冲突等的致病作用的基本概念。

（一）精神分析学的基本理论与概念

Frued认为精神现象和自然现象一样，不可能突然无中生有，而是必有前因的。这就是他的“（精神）决定论”或“因果论”。他认为人们日常生活中好像毫无意义的失言、笔误、遗忘等现象，都可能从他的潜意识中找到其原因，只是由于压抑作用而不易被察觉出来而已。

1. 心理或人格结构。

（1）本我。

（2）自我。

（3）超我。

2. 心理分域假说。

3. 关于本能与力必多方面的假说。

4. 焦虑。

5. 梦的分析。

6. 婴儿性欲假说。

（1）① 口欲期：自出生至4岁左右。

② 肛欲期：2~4岁。

③ 阳具期：3~ 5 岁。

④ 尿道欲期：3~ 5 岁。

（2）伊迪帕斯情综阶段。

（3）后伊迪帕斯阶段。

① 潜伏期：7 岁至 12~ 14 岁。

② 青春发身期：12~ 15 岁。

③ 青春后期：16~ 18 岁。

附录：A: 力必多固着与退行。

B: 自恋、同性恋与两性潜势。

7. 精神分析学对日常错误及事故倾向的解释。

Frued 认为失言、笔误、无意识遗忘等日常琐事错误可能都有一定的意义。

8. 心理防御机制。

自我经常处于三方面的压力下，而采取自我防御机制要消耗一定的精神能量，其目的都是保护自我免于受到伤害与痛苦，主要有以下几种：

（1）压抑。

（2）合理化或文饰作用。

（3）理想化。

（4）升华。

（5）投射。

（6）内向投射。

（7）移换的。

（8）替代（填补、赎罪）。

（9）代偿：同于鲁迅笔下阿 Q 的“精神胜利法”。

（10）象征化。

（11）幻想。

（12）认同。

（13）转向反对自身。

（14）反向形式。

（15）隔离。

（16）症状形成。

（17）转换。

（18）抵消。

（19）（人格）分离。

（20）否认与歪曲现实。

（二）精神分析学对精神疾病的解释

1. 精神分裂症。

精神分析学认为精神分裂症主要是由于患者对外的关注内向投射于自身并表现出各种退行现象，生活退缩、脱离现实、常处于白日梦状态，不能区别醒觉、现实与梦境，最严重的可退行到“子宫内生活”状态，这是因为胎儿宫内生活是人生中最安全最温暖的阶段，称为“回归子宫内”幻想。

2. 情感性精神病。

精神分析学认为：

（1）躁狂症的症状是退行于口欲期的表现。

（2）忧郁症的自杀行为与虚无妄想则被认为是属于死亡或攻击本能的表现。

3. 偏执或妄想性精神病。

精神分析学认为被害妄想起于同性恋情缘，并与肛欲期有关。

4. 强迫症。

精神分析学将强迫性格（保守，固执，拘谨，好洁，严守规矩，求全责备，反复熟虑沉思）也称为“肛欲性格”，因为大小便训练要求严格的规律性、有步骤进行、自我控制、讲究清洁卫生、必须的保留与等待等。

5. 恐怖症。

精神分析学认为恐怖症是潜意识地将原产生的恐怖、焦虑转移到另外一种特殊客体上去的表现。

6. 癔症。

精神分析学认为癔症是退行到阳具（欲）期的表现，在该阶段压抑机制得到很大发展，因此获得了面对困难矛盾时将其驱逐出意识外的能力。

7. 勃德性（变态）人格。

精神分析学认为其核心关键在于婴幼时期 Oedipus 情缘没有得到很好解决，导致超我缺陷与发育不良，从而使本我的破坏、攻击等本能泛滥的结果。

8. 性变态。

精神分析学认为各种性变态与婴儿性心理发展各有关阶段的挫折或障碍有关。

（1）同性恋：它与自恋及 Oedipus 情缘有关，如婴儿过分附着或认同于异性亲长时，可能成为后来发展为同性恋的根源。

（2）露阴癖：往往伴有性机能异常，超我发育缺陷以及潜意识的自恋成分。

（3）窥阴癖：由于 libido 转移并固着于眼部，而未能成熟地发展到正常的异性恋。

（三）精神分析治疗

精神分析治疗有以下特点：

1. 凡是学习精神分析学的医生必须先经过另一位精神分析专家的精神分析，这样才可以发现自身存在哪些心理的矛盾症结。这些矛盾症结如果不能被很好地解决，必然会造成对病人进行精神分析时的困难、挫折或失败，也可能会发生反相移情（指医生将自己潜意识的某种感情转移指向病人身上），这就会产生不良的后果。

2. 病人在接受精神分析时往往会产生“阻抗”，这也是病人在心理治疗时的一种自我心理防御机制，往往是潜意识的，因此病人自己也常意识不到。这时他虽然口称愿意合作，但在治疗中总不能配合良好。这种阻抗是避免过分揭露出潜意识中那些使自我感到痛苦的东西进入到意识域。

3. 移情：这是在精神分析或心理治疗中经常出现的现象，指病人将自己潜意识中的某种情感及其对象（如对于母亲或父亲、情人或仇人）转移或认同于医生，因此可对医生发生某种强烈的感情。这种移情分两种：

（1）正相移情：指将潜意识中爱的感情或对象（如母亲、情人），转移或认同于医生。

（2）负相移情：指将潜意识中仇恨的感情或对象转移或认同于医生，常由于某些不恰当的言语、态度或暗示所促发，这是我们应当注意避免的，切不可感情用事，用错误的态度对待病人。

（四）对弗洛伊德精神分析学的评价

Frued的理论是缺乏科学根据与客观验证的，不能通过任何重复性实验方法来加以证实。但是，他所观察与报告的那些资料与现象决不是什么虚构捏造。他的精神分析治疗对一些神经症病人也确有疗效，所以很难予以全部否定。从医学历史发展角度来说，似与唯心主义哲学家黑格尔在哲学发展史上所起的作用相似。而且他的有些概念颇富有辩证法色彩，例如：意识与潜意识，精神——躯体转换，相反——相成心理机制，求乐与现实原则，超我与Id本我的拮抗与统一等等，都是相当精辟的独到见解。特别是他对潜意识概念的探索与发挥，可以说是对传统心理学的一项革命性挑战。他学说的反对者也公允地承认："潜意识是情感生活的主体和强大力量，它可控制与影响意识过程的各种规律的学说是一个革命性的进展，从这里可以看到Frued对心理学最永恒的贡献。"迄今为止，对若干费解的精神现象（包括病人与正常人），还找不到一个比潜意识更好的理论去进行更圆满地解释。除此之外，Frued关于心理防御机制的精神动力学概念，如压抑、退行、投射、升华、象征等，在精神病学中都是有一定价值、值得重视或研究的概念或假说，不应该轻率地加以否定或抛弃。这些，在我们未找到更合理或更科学的解释之前，对临床实践工作仍具有一定的参考意义。

在唯物主义者看来，Frued的理论是主观唯心主义的产物，但也实事求是地承认性与恋爱婚姻问题确实是诱发或产生精神疾患的重要因素之一，强调对性的问题要给予必要的重视。

十五、其　他

（一）精神科临床设计的若干问题

精神科是临床医学的一个分支，因而临床医学研究设计的基本原理在精神科的研究中也必须被遵循。另外，精神科作为一个专科，还有些自身的特点。包括课题的选择、研究方案、样本的抽取、对照研究入组标准等。

（二）精神科的症状量表

近十几年的实践证明，人的心理活动是可以测量的，症状量表越来越普及。根据病种来划分可分为抑郁量表、焦虑量表和躁狂量表等。

（三）临床药理实验的设计——怎样评价新药的疗效

某种新药对精神病究竟有无疗效？单凭印象是不太可靠的，要想又快又好地澄清问题，必须依靠比较科学的临床药理学研究方法，包括概率与机遇、抽样误差与随机化、偏因与对照、安慰剂与双盲、结论与重点、入选标准与随机方法、方案统计等方面的内容。

（四）检验可靠性的统计方法

在开始科研工作，正式应用量表之前，辨析一下具体应用后所出现的评分改变究竟有多少成分的确是属于病情变化，又有多少是误差。用统计方法核算评分的一致性，从而衡量其可靠性，分传统的不可靠的统计方法和比较可靠实用的统计方法。

十六、精神疾病分类

美国精神疾病学会出版的 DSM 不仅对精神疾病进行了分类，而且对每类疾病都进行了详细描述并定出了诊断标准，因此在国内外产生了较大的影响，是当前国际上影响最大的两个分类系统之一。本文所载为 DSM－Ⅲ分类。

（一）DSM－Ⅲ分类

1. 一般首先出现于婴儿、童年或少年期的精神障碍

（1）精神发育不全：

317.0（x）轻度精神发育不良

318.0（x）中度精神发育不良

318.1（x）重度精神发育不良

318.2（x）极度精神发育不良

319.0（x）未指明严重程度的精神发育不全

（2）注意缺损障碍：

314.01　伴有多动

314.00　未伴有多动

314.80　残留型

（3）行为障碍：

312.00　不合群，攻击型

312.00　不合群，非攻击型

321.23　合群，攻击型

312.21　合群，非攻击型

312.90　不典型型

（4）童年或少年期焦虑症：

309.21　分离性焦虑症

313.21　童年或少年期回避症

313.00　过分焦虑症

（5）婴儿，童年或少年期其他障碍：

313.89　婴儿期依恋症

313.22　童年或少年分裂样障碍

313.23　选择性缄默症

313.81　违拗症状

313.82　认同障碍

（6）进食障碍：

307.10　　神经性厌食症

307.51　　贪食症

307.52　　异食症

307.53　　婴儿期反胃

307.50　　不典型进食反胃

（7）刻板运动症状：

307.21　　一过性抽动

307.22　　慢性运动性抽动症

307.23　　Tourette 氏综合征

307.20　　不典型抽动症

307.30　　不典型刻板运动症状

（8）伴有躯体表现的其他障碍：

307.00　　口吃

307.60　　功能性遗尿

307.70　　功能性遗粪

307.46　　睡行症

307.46　　夜惊症

（9）全面性精神发育障碍：

299.0　　婴儿孤独症

299.9　　童年发病的全面性精神障碍

299.8　　不典型型

（10）特殊精神功能发育障碍（按轴Ⅱ编码）：

315.00　　发育性诵读障碍

315.10　　发育性计算障碍

315.31　　发育性语言障碍

315.39　　发育性构音障碍

315.50　　混合型特殊发育障碍

315.90　　不典型型特殊发育障碍

2. 器质性精神障碍

第一部分：器质性精神障碍，其病因或病理生理过程列入 ICD-CM 的精神障碍者，发生于老年或老年前期的痴呆。

（1）老年发病的原发性退化性痴呆：

290.30　　伴有谵妄

292.20　　伴有妄想

290.21　　伴有抑郁

290.00　　无并发症状

290.1x　　老年前期发病的原发性退化性痴呆

290.4x　　多发性梗塞性痴呆

（2）酒精或其他物质引起的精神障碍：

①酒精：

303.00　　中毒

291.40　　特异反应性中毒

291.80　　戒断反应

291.00　　戒断谵妄

291.30　　幻觉症

291.10　　遗忘症

291.2x　　痴呆伴有酒精中毒

②巴比妥酸盐或作用相似的镇静剂或催眠剂：

305.40　　中毒（327.00）

292.00　　戒断反应（327.11）

③可卡因：

305.60　　中毒

④苯丙胺或作用相似的拟交感药物：

305.70　　中毒（327.35）

292.81　　谵妄（327.32）

292.11　　妄想症状（327.35）

292.00　　戒断反应（327.31）

⑤酚环啶或作用相似的芳香环己胺：

305.90　　中毒（327.40）

292.81　　谵妄（327.42）

292.90　　混合型器质性精神障碍（327.49）

⑥致幻剂：

305.30　　幻觉症（327.56）

292.11　　妄想症状（327.55）

292.84　　情感性障碍

⑦大麻：

305.20　　中毒（327.60）

292.11　　妄想症状（327.65）

292.00　　戒断反应（327.91）

292.81　　谵妄（327.92）

292.82　　痴呆（327.93）

292.83　　遗忘症（327.94）

292.11　　妄想症状（327.95）

292.12　　幻觉症（327.96）

292.84　　情感性障碍（327.97）

292.89　　人格障碍（327.98）

292.90　　非典型型或混合型器质性精神障碍（327.99）

第二部分：器质性脑综合征，其病因或病理生理过程不明或不包括在 ICD-9-CM 的“精神障碍”一节以内者。

293.00　　谵妄

294.10　　痴呆

294.00　　遗忘综合征

293.81　　器质性妄想综合征

293.81　　器质性幻觉症

293.83　　器质性情感综合征

310.10　　器质性人格综合征

294.60　　不典型混合型器质性脑综合征

3. 应用酒精或其他物质引起的障碍

305.0x　　泛滥

303.9x　　酒精依赖（酒精中毒）

305.4x　　比妥酸盐或作用相似的镇静剂或催眠剂滥用

304.1x　　比妥酸盐或作用相似的镇静剂或催眠剂依赖

305.5x　　片碱类滥用

304.0x　　片碱类依赖

305.6x　　可卡因滥用

305.7x　　丙胺或作用相似的拟交感药物滥用

304.4x　　丙胺或作用相似的拟交感药物依赖

305.9x　　环啶或作用相似的环己胺滥用

305.3x　　幻剂滥用

305.2x　　麻滥用

304.3x　麻依赖

305.1x　草依赖

305.9x　他的、混合的或未指明的物质滥用

304.6x　他的物质依赖

304.9x　指明的物质依赖

304.7x　片碱类与其他非酒精物质的混合依赖

304.8x　片碱类及酒精类以外物质的混合依赖

4. 精神分裂性障碍

295.1x　乱型

295.2x　张型

295.3x　执型

295.9x　分化型

295.6x　型

5. 偏执性障碍

297.10　偏执狂

297.30　感应性偏执性障碍

298.30　急性偏执性障碍

6. 其他重性精神障碍

295.40　精神分裂样障碍

298.80　短暂性反应性精神病

295.70　分裂情感性障碍

298.90　不典型型精神病

7. 神经性障碍

DSM－Ⅱ中的这一类障碍，在DSM－Ⅲ中分别归入情感性、焦虑性、躯体型、分离型及性心理障碍中，DSM－Ⅱ及ICD-9-CM中有

关这一类障碍的名称分别用括弧附在 DSM- Ⅲ的相应的名称后面。

8. 情感性障碍

（1）重性情感性障碍：

（2）双相障碍：

296.6x　混合型

296.4x　躁狂型

296.5x　抑郁型

（3）重性抑郁症：

296.2x　单次发作

296.3x　反复发作

（4）其他指明的情感性障碍：

301.13　环性情感

300.40　情感低落（或抑郁性神经症）

（5）不典型情感性障碍：

296.70　不典型型双相障碍

296.82　不典型型抑郁症

9. 焦虑性障碍

（1）恐怖症（或恐怖性神经症）：

300.21　伴有惊恐发作的广场恐怖

300.22　未伴有惊恐发作的广场恐怖

300.23　社交恐怖

300.29　单纯恐怖

（2）焦虑状态（或焦虑性神经症）：

300.01　惊恐症状

300.02　广泛性焦虑症

300.30　　强迫症（或强迫性神经症）

（3）外伤后应激症状：

308.30　　急性

309.81　　慢性或延迟性

300.30　　非典型焦虑性障碍

10. 躯体形式的障碍

300.81　　躯体化障碍

300.11　　转换性障碍

307.80　　心因性疼痛

300.70　　疑病症（或疑病神经症）

300.70　　非典型躯体形式的障碍（300.71）

11. 分离型障碍症（或歇斯底里神经症分离型）

300.12　　心因性遗忘症

300.13　　心因性漫游

300.14　　双重人格

300.60　　人格解体（人格解体神经症）

300.15　　非典型分离型障碍

12. 性心理障碍

（1）性识别障碍：

302.5x　　易性癖

302.60　　儿童期性别识别障碍

302.85　　非典型型性别障碍

（2）性欲倒错：

302.81　　恋物癖

302.30　　异性装扮癖

302.10　恋兽癖

302.20　恋童癖

302.40　露阴癖

302.40　窥阴癖

302.40　窥淫癖

302.83　性受虐狂

302.84　性施虐狂

302.90　非典型型性欲倒错

（3）性心理功能障碍：

302.71　性要求减退

302.72　性兴奋减退

302.73　女性性乐高潮减退

302.75　早泄

302.76　功能性性交疼痛

306.51　功能性阴道痉挛

302.70　不典型型性心理功能障碍

302.00　自我矛盾的同性恋

302.89　其他性心理障碍

13. 人为疾病

300.16　伴有精神症状的人为疾病

301.51　伴有躯体症状的慢性人为疾病

300.19　伴有躯体症状的不典型型人为疾病

14. 其他的冲动控制障碍

312.31　病理性赌博

312.32　偷窃狂

312.33　　纵火狂

312.34　　间歇性冲动性攻击行为

312.35　　个别的冲动性攻击行为

312.39　　不典型型冲动控制障碍

15. 适应障碍

309.00　　伴有抑郁情绪

309.24　　伴有焦虑情绪

309.28　　伴有多种情绪障碍

309.30　　伴有行为障碍

309.40　　伴有情绪及行为障碍

309.23　　伴有工作（或学习）能力减退

309.83　　伴有退缩

309.90　　伴有不典型表现

16. 心理因素影响躯体情况

（1）按轴Ⅲ指明是何种躯体情况：

316.00　　心理因素影响躯体情况

（2）人格障碍（按轴Ⅱ编码）：

301.00　　偏执样

301.20　　分裂样

301.22　　分裂型

301.50　　做作性

301.81　　自恋性

301.70　　反社会性

301.83　　边缘性

301.82　　回避性

301.60　　依赖性

301.40　　强迫性

301.84　　被动及攻击型

301.89　　不典型型、混合型或其他型

17. 不属于精神疾病但应加或治疗的情况（用 v 编码）

65.20　　诈病

62.89　　边缘性智能障碍（62.88）

71.01　　成人反社会行为

71.02　　儿童或少年反社会行为

62.30　　学业问题

62.20　　职业问题

62.82　　单纯的丧事悲伤

15.81　　治疗不合作

62.89　　生活某一阶段的问题或其他的处境问题

61.10　　婚姻问题

61.20　　亲子关系问题

61.80　　其他指明的家庭问题

62.81　　其他人际问题

18. 补充编码

300.90　　未指明的精神疾病

V71.09　　不属于轴 I 的情况或诊断

799.90　　轴 I 的诊断待定

（二）中华医学会精神疾病分类——1984

1. 脑器质性精神障碍

指因脑部各种病变所致的精神障碍，不包括其他器官或全身性疾

病所致的精神障碍以及中毒所致的精神障碍。

（1）颅内感染伴发精神障碍（293，310.8）。

（2）颅脑损伤伴发精神障碍（293，310.8）。

①颅脑损伤性精神病（293）。

②颅脑损伤后人格障碍（310.1）。

③颅脑损伤后综合征（310.1）。

④其他（310.8）。

（3）脑血管疾病伴发精神障碍（290.4，310）。

①动脉硬化性精神障碍（290.4，310）。

②其他（310.8）。

（4）颅内肿瘤伴发精神障碍（294，310）。

（5）脑变伴发精神障碍（290，294，310）。

①早老性精神病（290.1）。

②老年性痴呆（290，0，290.2，290.3）。

③其他（290.8）。

（6）癫痫性意识障碍（290.0，294.1，294.8）。

①癫痫性意识障碍（293.0）。

②癫痫性精神病（294.8）。

③癫痫性痴呆（294.1）。

④癫痫性人格障碍。

⑤其他。

（7）其他（294.1）。

2. 躯体疾病伴发精神障碍（293）

指以各种躯体疾病为基础的精神障碍，不包括中毒所致的精神障碍。

（1）感染伴发精神障碍（293）。

（2）内脏疾病伴发精神障碍（293）。

（3）内分泌疾病伴发精神障碍（293）。

（4）代谢疾病伴发精神障碍（293）。

（5）其他（293.8）。

3. 中毒所致精神障碍及药物、酒精依赖

指因摄入各种外界物质（包括药物、酒精以及其他有害物质）而引起的精神障碍。

（1）药源性精神障碍（292.1）。

（2）药物依赖（304）。

（3）酒精性精神依赖（291）。

（4）酒精依赖（303）。

（5）一氧化碳中毒性精神障碍。

（6）农药中毒性精神障碍。

（7）其他物质所致精神障碍。

4. 精神分裂症（295）

指一种常见的病因未明的精神病，主要累及青壮年，具有思维、情感、感知和行为等多方面的障碍，常导致精神活动不协调。一般无意识及智能障碍，病程多迁延。

（1）单纯型（295.0）。

（2）青春型（295.1）。

（3）紧张型（295.2）。

（4）偏执型（295.3）。

（5）残留型（295.6）。

（6）衰退型。

（7）未定型。

（8）其他。

5. 情感性精神障碍

指一组病因未明的精神障碍，以情感的高涨或低落为主要特征，伴有相应的思维及行为改变。一般不导致人格缺损，较轻者可不到精神病的程度。

躁狂抑郁症（296.0）。

（1）躁狂型（296.0）。

（2）抑郁型（296.0）。

（3）躁狂抑郁型（296.2，296.3，296.4）。

（4）其他。

6. 偏执性精神病

指一组以妄想为主要症状的病因未明的精神病，以被害和嫉妒妄想较为多见。妄想常具有系统性倾向，一般不导致人格缺损。

（1）偏执狂（297.1）。

(2) 偏执状态（297.0）。

（3）感应性精神病（297.3）。

（4）其他（297.8）。

7. 反应性精神障碍（298）

指一组因为较明显的心理社会刺激所致的精神障碍。精神症状的发生、发展和内容均与刺激密切有关。

（1）反应性意识障碍（298.2，308.1）。

（2）反应性兴奋（298.1，308.2）。

（3）反应性抑郁（298.0，309.309.1）。

（4）反应性偏执（298.3，298.4）。

（5）其他（298.8）。

8. 其他精神病

指一组在分类上归属未定的精神病。如分裂情感性精神病、分裂样精神病、非典型精神病和周期性精神病等。

9. 神经症（300）

神经症即神经官能症，其共同特点是：

（1）常因为素质及心理社会因素共同作用而起病。

（2）可表现多种症状，包括精神和躯体症状，但检查不能发现相应的病理形态学变化。

（3）除部分癔症患者外，一般意识清楚，没有严重的行为紊乱，病程较长，有自知力，要求治疗。

①焦虑症（300.0）。

②癔症（300.1）。

③恐怖症（300.2）。

④抑郁性神经症（300.4）。

⑤神经衰弱（300.5）。

⑥疑病症（300.7）。

⑦强迫症（300.4）。

⑧其他（300.8，306，307）。

10. 心理因素所致生理功能障碍（306）

指主要表现为躯体功能障碍，但无病理形态学变化的基础，也无明显精神活动障碍的一组疾病，不包括心身疾病。

（1）性功能障碍。

（2）睡眠障碍（307.4）。

（3）饮食障碍（307.5）。

（4）内脏器官功能障碍。

（5）其他。

11. 人格障碍（301）

指一种持久的适应不良行为的模式，使自己和别人或社会蒙受损害，常影响正常的人际关系。其开始于少年儿童期，中年后常可逐渐缓和。

（1）偏执型（301.1）。

（2）情感型（301.1）。

（3）分裂型（301.2）。

（4）暴发型（301.3）。

（5）强迫型（300.4）。

（6）癔症型（301.5）。

（7）悖德型（301.7）。

（8）其他。

12. 性心理障碍（302）

指以异常行为作为满足性冲动的主要方式，从而大部分或全部取代了正常性活动的一组行为障碍，一般不表现其他精神障碍。

（1）同性恋（302.0）。

（2）男性异装癖（302.3）。

（3）露阴癖（302.4）。

（4）恋物癖（302.8）。

（5）窥阴癖（302.8）。

（6）其他（302.8）。

13. 精神发育迟滞（317-319）

指一组因为先天的或儿童期的疾病所引起的精神活动发育受阻，

特别表现为智力及社会适应能力低下。多数患者的病因不易查清。临床上习惯于按症状轻重分类。

（1）轻度（307）。

（2）中度（318）。

（3）重度（318.1）。

（4）极重度（318.2）。

（5）未定。

14. 儿童精神障碍（313–315）

指具有儿童年龄特征，常与发育有联系的精神障碍。不包括能归入以上各类但发病于儿童期的精神障碍。

（1）儿童精神病（299）。

①婴儿孤独症（299.0）。

②婴儿痴呆（299.1）。

③其他（299.8）。

（2）儿童情绪障碍（313）。

①儿童焦虑反应（313.0）。

②儿童惊恐反应（313.0）。

③儿童抑郁反应（313.1）。

④其他（313.8）。

（3）多动综合征（314）。

（4）品行障碍。

（5）特殊功能发育迟缓（315）。

①发育性阅读困难（315.0）。

②发育性计算困难（315.1）。

③发育性言语困难（315.3）。

④其他（315.8）。

（6）特殊症状或综合征（307）。

①口吃（307.0）。

②抽动症（307.2）。

③夜惊（307.4）。

④功能性遗尿（307.6）。

⑤其他（307.9）。

（7）其他。

案例：

一、据我所知，有一年我们国家某地一位社区医生被他所管辖范围内的一位精神病人所杀。原因是这位病人认为此医生掌握着他的病例、病情，怀疑医生要谋害他（也是一种病态思维），就持刀杀害了医生。而这位医生医德、医术、为人都很好。按照弗洛伊德精神分析学，这属于一种负相移情。可能医生的某一点言行有所疏忽，而引起了病人的病态联想。虽然听起来非常可怕，但这就是精神病人，瞬间可以变成杀人狂。如果不治疗，不控制，将是社会的隐患。

二、西方某一国家有一四胞胎姐妹，同年同月同日同时生，在21岁这年四人同时发作精神病，这是典型的基因携带的例子。

三、同样在西方，有一位在大学工作的精神病人，本来很有能力，却不幸患上了精神病。病情发作严重时到处寄信，甚至寄往联合国。幸亏他的妻子不离不弃，悉心照料。多年以后（可能是二十年左右），他竟然奇迹般地痊愈了，而且还在学术上有所建树，创立了博弈论。可见，极少极少可能的情况下，精神病人才可以成才。

下篇　精神病的康复

——道家养生功法辅以西药最终治愈精神病

第一章 精神病的实质
（精神病实则由痰引起）

概括地说，精神病由痰引起。痰则由原始病灶引起。

原始病灶位于头部百会穴并放射到神庭穴，这也是督脉上的重要位置。督脉上的经络存在先天不足，从而导致了真气至此缺陷，任脉上也缺少补给，影响到与任脉相连的心经。痰充斥于心经，随气升降，入五脏六腑，入十二经络，进而入脑。

五脏六腑和大脑中存在巨量痰，病程愈长，其中的痰愈多。

从中医理论上说，气、痰、火、瘀、痰气郁结、痰火暴亢、阴阳失调、蒙蔽心窍、神机逆乱的主要病位在心和脑，与肝、胆、脾、胃、肾关系密切，五脏六腑均其影响。

从西医角度看，传统的精神病学主张大脑局部定位学说，其主要是由于躯体或脑的病理机制所致。而从病人的心理、症状分析，弗洛伊德的精神动力学也很精辟。

从道家养生的角度来说，体内的正气不足以及经络内的真气不足导致了痰的生成。痰随气升降，入十二经络，入脑。一旦入脑，必然引发明显的精神异常。若五脏六腑中充斥着痰，则会有中医理论所讲的诸病机，诸症状。

一、中医理论与实质相对照

只要明白了是痰的缘故，一切就都很好解释了。“痰饮是指体内水液输布和运化失常，停聚于某些部位的一类病症”，如丹溪所讲：“大率多因痰结于心胸间，治当镇心神，开痰结”，“一切病皆是正气虚所造成。”病变所属脏腑主要在心、肝、胆，涉及脾胃，久而伤肾。病理因素以气、痰、火、瘀为主，四者有因果兼夹的关系，且多以气郁为先，致肝失条达，气郁生痰；或心脾气结，郁而生痰。痰气互结则蒙蔽神机，如气郁化火，炼液为痰；或痰火蓄结阳明，则扰乱神明。病久气滞血瘀，病气痰瘀沿督脉入脑，凝滞脑气，使脑气与脏腑气不接，最后人如同做梦一样。癫为痰气郁结，蒙蔽神机；狂为痰火上扰，神明失主；但癫症痰气郁而化火，可转化为狂症；狂症日久，欲火宣泄而痰气留结，又可转化为癫症，两者不能截然分开。癫症以精神抑郁、表情淡漠、喃喃自语、语无伦次、静而多喜少动为特征，治以理气解郁，畅达气机为其大法；狂病以精神亢奋、狂躁不安、骂詈毁物、动而多怒少静为其特征，降（泄）火豁痰以治其标，同时移情易性不但是预防疾病的需要，也是防止病情发生意外的措施。癫狂至晚期，正气大亏，邪气犹存，临床极为难治。

究其原因，与七情内伤、先天因素（如禀赋不足）有关。

二、西医理论与实质相对照

西方精神病学的主流是“Krepelin 的传统精神病学”与以弗洛伊德为代表的“精神动力学”的结合。Krepelin 的传统精神病学认为精神疾病主要是由于躯体和脑的病理机制所致。弗洛伊德的精神分析学则从深蕴心理学角度来探索精神病患者的内心世界，通过自由联想或梦的分析来发掘深埋于病人潜意识内的矛盾冲突或致病情综，并带他们到意识领域予以现实原则的指导，使其病情痊愈。

在本人看来，弗洛伊德的贡献着重在心理学上。他的心理学适用于正常人和病人。他在心理学上的建树是有里程碑意义的正如他的学说反对者所言“……可以看到 Frued 对心理学最永恒的贡献”。我赞同他认为潜意识是存在的。弗洛伊德关于心理防御机制的精神动力学概念是有科学道理的。他的精神分析学对精神疾病的解释是针对已经患病的精神病人的症状特点所做出的规律总结。我认为用精神分析疗法可以缓解精神病人某一阶段的症状，可以从心理学上予以其达到平衡。但就从根本上解决精神病而言，心理学不起决定性作用。如果说其作用，可以说病人在心理上达到平衡后，就相当于中医所讲的顺气，即气顺了，才便于移情易性。这同于名医朱丹溪所讲的“善治痰者不治痰先顺气。”我更赞同 Krepelin 的传统精神病学，即精神疾病主要是由于躯体和脑的病理机制所致。它的实质精神疾病存在原始病灶，位于督脉上的百会穴及神庭穴。在其痊愈前，痰充斥于躯体和脑，引发病理机制，引起一系列异常精神症状。这些精神症状可以用精神分析学来解释，也可以被疏导。但如果能真正把病气即痰驱除掉，即去除了异常心理的真正根源，这样才能彻底治愈精神病。

从遗传学的角度来看，近年来研究发现精神病患者的 11 号染色体异常。既然染色体异常，那么精神病遗传度高也就很好解释了。11 号染色体异常意味着什么？这同于中所讲医理论中的先天禀赋不足，具体说是经络中的真气不足，或者说是哪一段的经络先天薄弱，携带病因。（“基因”二字，从佛家的角度亦可理解为“基于因缘”，这仅是我个人的观点。弗洛伊德也讲因果论。）

精神病的实质是由痰引起。因为有痰，且痰随气沿经络至全身各处，包括心、脑、肝、脾、肾、胆、胃等器官以及全部的五脏六腑，所以痰充斥到哪一个器官或组织便影响那一个器官或组织的正常功能，从而出现病态症状。以大脑为例，分额叶、顶叶、颞叶（包括颞叶内侧深部）、枕叶、胼胝体、间脑和脑干等。我甚至怀疑大脑皮层中都随着经络中的孙络（即经络的细小分支）而充斥着微量的痰，虽然极微量，但致病作用明显，影响到脑力和智力。若上述部位充斥着痰以后，其功能状态表现为病态，即出现明显的精神异常。正如本书中篇西医精神病学部分第二章“局灶性脑损害的临床征象”所讲的有局部特点的异常现象，而不同局部有不同的特点。

总之，痰影响着精神病人的病情。以精神分裂症为例，其症状有幻听和幻觉，对外部世界的关注减少，缺乏好奇心，思维障碍；“联想散漫”，伴有不寻常的、部分是不可理解的联系；妄想，情感迟钝，违拗症，刻板行为。其分原发症状和继发症状，大部分继发症状的内容都可以理解为是受心理因素所制约，故往往可以用心理分析学派的观点来解释。

因为影响病人的缘故是痰，其不仅难以排除，而且累积、移动（随气、随经络）。所以临床上的症状有时并不绝对明显属于哪一类。如临床分类有精神分裂症和情感性精神病之分。但同时有一类临床表现是情感性精神病的躁狂或抑郁症状与精神分裂症症状在病人的同一次发作中出现，或两类症状分别出现于病人的先后发作中。临床上把这类表现定作为分裂·情感性精神病。其实，精神分裂症也好，情感性精神病也好，分裂·情感性精神病也罢，它们的致病病因，罪魁祸首都是痰。由于各部位都有痰，因此症状分类不是那么明显。痰影响了器官组织的正常功能，导致出现各种精神病症状、内分泌异常、脑电图异常等，其中肝功能异常一部分原因是抗精神病药物产生的副作用，另外大部分原因必定为痰。

西医的具体研究成果。

以精神分裂症为例，有以下研究成果：

1. 内源性致幻物质：有些内源性致幻物质可引起精神症状，如苯乙胺、内啡肽，精神分裂症患者上述物质分泌异常。

2. 精神分裂症的多巴胺假说是指认为本病主要与多巴胺系统的相性或持续性的过渡有关。

3. 近年的研究发现，退缩型病人的 IgM 高，而偏执型病人的 IgM 低。

4. 脑部具有对于阿片类物质的特殊受体，并已在丘脑、杏仁核和脊髓中找到这类受体高度密集的部位，这类受体的介质是脑啡呔和内啡肽。目前已证实这些呔类与体内一系列调节功能有关，包括疼痛、焦虑、应激、内分泌、体温调节、离子活动及其它一些神经生物学的功能活动。有报告指出精神分裂症患者的脑内有异常的脑啡呔；γ－内啡呔对精神分裂症的听幻觉有效，γ－内啡肽可使精神分裂症的一般行为改善，因此认为精神分裂症患者可能缺少内啡肽。

5. 尸检发现，精神分裂症患者脑部（特别是黑质－纹状体系统的尾核和壳核，以及正中边缘系统的伏核）的 D2 密度显著高于正常人 50%–100%，而且与应用精神病药物无关。

6. 有一种设想认为精神分裂症的慢性阴性症状可能是由一种自身免疫反应所引起的。

7.1954 年 Heath 等报告，精神分裂症的“隔区”有电生理学的异常。“隔区”包括额叶直回、前带扣回、嗅交叉、胼胝体前放射、某些下丘脑核与 Reichert 氏无名区。

8.1978 年学者研究报告指出，典型分裂症患者可能有脑部损害，但并不只局限于额叶皮层。

9.Mickokzy 曾报告精神分裂症患者的丘脑有多种腔隙之类的非特

异性改变。

10.Freeman 发现患者整个间脑都有脂肪积聚异常；另有学者报告丘脑的核缩小；还有学者研究丘脑背内侧上核，发现精神分裂症患者有多种不同的细胞变化，其中最常见的是皱 缩细胞；更有学者报告下丘脑在结节中有弥漫性细胞缺失。

11. 有很多报告指出精神分裂症患者的循环系统发育不全。Lewis 发现患者的心脏细小。（著名中医、金元四大家之朱丹溪讲过心经有损）。

12. 有学者提出精神分裂症的病因假说，认为这类患者的生殖原质衰弱，一代代传下去会越来越弱，最后可能出现“致死性突变”。

13. 有学者发现患者的肾上腺、甲状腺和脑垂体均有萎缩现象，还有学者发现精神分裂症患者的肝脏有不明显的变化。

14. 有些人认为精神分裂症就是某种特定的社会学习过程。

15. 脑部组织病理学变化。

（1）腔隙：有学者发现，在大脑皮层的各层中用 Nissl 氏染色后见到一些细小的界线分明的无细胞区，对于越衰退的患者这些无细胞区域数量越多，程度亦越严重。

（2）弥漫性细胞缺失：在单位面积的脑组织中，神经元的数目普遍减少，即神经元的密度降低。

（3）脱髓鞘现象：病程长而衰退的患者见髓鞘缺失。

（4）精神分裂症和其他精神病患者的额叶皮层第三层锥体细胞中常见细胞发生粗短型萎缩。

（5）异染色体：1921 年，学者 Buscaino 在精神分裂症患者的脑白质内发现有这种物体，学者认为它不是粘液素，然而由于它含有胺类……可能存在于血液中，因此把这种物质称为 X 物质，并相信它有病因学作用，精神分裂症可能就是这种物质自身中毒引起（此处痰的痕迹是否很明显）。

（6）1944 ～ 1955 年有学者报告精神分裂症患者的大脑皮层中有一种难以确定的病理学变化，用 papez 氏染色法可见细胞质中有深蓝色的小粒出现。

（7）有学者发现精神分裂症患者细胞内核酸及核蛋白减少；神经胶质细胞发生肥大性变化；小神经胶质细胞亦发生异常变化。

（8）有学者认为，风湿热应该是精神分裂症的病因或诱因。（中医中痰能生热邪，风湿热是否也是由痰引起？）

（9）有学者发现，脂肪质堆积于脑血管及大神经的周围，而围绕着脂肪颗粒的四周又可见有“吞噬细胞”。

针对以上种种实质性研究所发现的现象，如果我们说是由于痰充斥了大脑各处的缘故，那么是否这些异常大部分都可以得到很好的、合理的诠释呢？

成人重性精神病必由痰引起；儿童重性精神病必由痰引起；精神病患者的癫痫症状必由痰引起（从中医角度说，癫痫的病因也是痰结于心间）；更年期忧郁症、老年精神病必由痰引起（因为人中年以后体内多痰）；器质性精神病是因大脑受损所致，也可以看作是脑内正气不足而导致相关症状，器质性病变一段时间后也可引起痰；儿童精神发育迟滞也可以看作是心及脑内经络的正气不足引起；当然，中毒所致的精神障碍明显不是由痰引起；有些性心理障碍如窥阴癖可以看作是道德低级或者说是戒律不严。

三、道家养生阐述精神病的根本实质

道家的养生强调气对于人的重要性，经络内的真气充足则百病不生，即中医所讲的“正气存内，邪不可干”。精神病的发生必然有其先天的原因，如哪一段经络内的正气不足，而携有病因，加之后天环境等因素逐渐生痰，在经络内“痰随气升降”（名医朱丹溪语），十二经络循环相通，又连奇经八脉，终经督脉而入脑。五脏六腑和大脑中都充斥着痰的时候就会引发精神症状。普通人的身体健康时，心中感觉愉快，脑中的思虑也就少，然而在生病的时候却刚好相反。可见，心理和生理是互相影响的、是一体两面的。胡孚琛教授的《道学通论》一书中第393页谈到“根据我们对内丹学的研究，发现人的意识器官不仅是大脑皮质，还包括丘脑、网状结构，甚至还有心脏等，中国古医学认为心主神明，肝出谋虑，胆主决断，肾出伎巧等是有根据的。这就是说，思维和情感活动在躯体层次上是以人脑及内脏器官等相互制约的复杂生理系统功能为基础的。”这与西方传统精神病学所认为的精神疾病是由于躯体和脑的病理机制所致的观点不谋而合。

1. 十二经络：手太阴肺经经手食指端连于手阳明大肠经，手阳明大肠经经鼻旁连足阳明胃经，足阳明胃经经足大趾端连足太阴脾经，足太阴脾经经心中连手少阴心经，手少阴心经经手小指端连手太阳小肠经，手太阳小肠经经目内眦连足太阳膀胱经，足太阳膀胱经经足小趾端连足少阴肾经，足少阴肾经经胸中连手厥阴心包经，手厥阴心包经经手无名指端连手少阳三焦经，手少阳三焦经经目外眦连足少阳胆经，足少阳胆经经足大趾端连足厥阴肝经，足厥阴肝经经肺中又连手太阴肺经。由此可见，十二经络循环无端。

2. 奇经八脉：奇经有八支，即任脉、督脉、冲脉、带脉、阴维、阳维、阴跷、阳跷，有统帅、联络和调节其他经络的作用。人之气血常行于十二经脉，诸经满溢则流入奇经八脉。任脉统领一身之阴脉，督脉统领一身之阳脉，任脉与督脉交于内龈交，督脉经玉枕穴而入脑。

头部为诸阳之会。

足太阴脾经在大横穴交于阴维，另交阴跷；足少阴肾经在幽门穴交会于冲脉，另分别交于阴跷、督脉；足厥阴肝经在期门穴交会于阴维；足少阳胆经在头临泣、阳白穴交于阳维；足阳明胃经交于阳跷；足太阳膀胱经在申脉穴、仆参穴交会于阳跷；手厥阴心包经交会于任脉。可见，奇经八脉与十二经络也是各各相交。

3. 十二经别：是十二经脉别出的正经，除了加强十二经脉中相互表里的两经之间的联系外，还通过某些正经未能到达的器官与形体部位。

由此可见，十二经络、奇经八脉，十二经别相互联络，共同运行全身气血。经络是运行全身气血，联络脏腑肢节，沟通上下内外，调节体内各部分功能活动的通路。一处生痰，其便可随气升降并且沿经络到达和影响全身各处。精神病人在自己所生的痰量少时会有轻微异常，表现为精神病前的症状或者说是潜伏期症状，一旦累积到一定的量，其经总渠道督脉入脑，必然引发严重的脑部功能异常，引发精神异常症状，甚或日益严重。西医所讲的额叶、顶叶、颞叶、枕叶、胼胝体、间脑和脑干都在阳经的循环范围之内，如额叶范围内有督脉、足太阳膀胱经、足少阳胆经、足阳明胃经、阳跷、阳维；顶叶范围内有督脉、足太阳膀胱经、阳跷、阳维；颞叶范围内有足少阳胆经；枕叶范围内有督脉、足太阳膀胱经、阳跷、阳维。一旦痰入以上所讲诸阳经，必然引起额叶、顶叶、颞叶、枕叶、胼胝体、间脑和脑干的相应相关症状。如本书中篇西医精神病学第二章“局灶性脑损害的临床征象”中所描述的诸种有局部特点的异常精神症状。

第二章 精神病的痊愈
（培补真气——正气是治疗精神病的根本手段）

精神病的痊愈，这是多么棘手的一个问题。西医康复医院的病人，来了去，去了再来。中医大夫调整药方，调了又调，泄火太重怕其体质太虚承受不了，温补又助其热邪。如何去痰？令人头疼。难道，只能称它为不治之症，成为人类的遗憾之一吗？人类的机体到底有多少谜，多少不完美？如何才能让其完美呢？

当代著名道家学者熊厚音在《生存与修炼——道德经新解》一书中说："精神分裂症是一种很正常的生命现象，精神分裂症是可以自我恢复的，它有治愈性的一面，但这一面在医学的科学中忽略了它。"

普通人的身体健康时，心中感觉愉快，脑中的思虑也就较少，但在生病的时候却刚好相反。可见，心理和生理是互相影响的、是一体两面的。

如金元四大家之一的名医朱丹溪所言，精神病最初也是由体内正气虚引起。因此我认为，培补正气是治疗精神病的根本手段。

然而，培补正气可以通过练功的方法，让机体产生的真气沿经络到全身各处，驱逐病气，日积月累，排出体内、脑内巨量痰，最后达到正气充盈的状态，从而治愈不治之症。这种方法不仅没有副作用，也不用投资，只需配合吃一定量的水果即可。当然，在痊愈之前，即练功期间，必须服用最低维持量的西药来维持正常状态。痊愈后方可停药。

"经络是运行全身气血，联络脏腑肢节，沟通上下内外，调节体内各部分功能活动的通路。因此，经络的主要生理功能在于沟通、联络脏腑器官；通行气血，濡养脏腑组织；感应传导及调节人体各部分机能等。由于十二经络及其分支纵横交错，入里出表，通上达下，相互络属于脏腑；奇经八脉联系沟通十二正经；十二经筋、十二皮部联系筋脉皮肉，从而使人体的各个脏腑组织器官有机地联系起来，构成了一个表里上下、彼此之间紧密联系、协调共济的统一体。然而气血之所以能通达全身，发挥其营养脏腑组织器官，抗御外邪保卫机体的作用，是因为经络循环贯注之故。经络不仅有运行气血营养物质的功能，而且还有传导信息的作用，所以经络也是人体各组成部分之间的信息传导网。经络凭借四通八达的信息传导网，可以把整体信息传达到每一个局部去，从而使每一个局部成为整体的缩影。”——摘自陈禾塬的《丹道修炼与养生学》。

一、李少波真气运行法·男炼

以下半数内容摘自《李少波真气运行法》。

李少波，1910 年 2 月出生，河北省安平县人。幼年师从祖父学习吐纳导引、行气摄生之术，研读《黄帝内经》《道德经》《易经》等，钻研中医理论和各家养生要旨。经数十年亲身实践，深悉医经即道，道经即医，皆以健身延年为宗旨。上世纪 30 年代以来，在兰州、北京等地行医，以医道至理医人济世，医德医术颇受群众好评。新中国成立初期，他在甘肃省藏族地区从事医疗工作，极力推广中医针灸，为该地区的医疗卫生事业做出了很大贡献。60 年代以来，他先后在甘肃省中医院和甘肃中医学院工作，担任主任医师、教授、学院真气研究所所长、甘肃省第五届政协委员等。他创编的真气运行法，经科学实验，被普及推广，证明确能防病治病，健身延年，并获甘肃省卫生厅真气运行法临床验证科技奖。其专著《真气运行法》《真气运行论》出版发行后，深受读者欢迎。其中《真气运行法》获全国新长征优秀科普作品奖，甘肃省新长征优秀科普作品一等奖，中共甘肃省委、甘肃省人民政府授予其优秀图书奖。

李少波自幼体弱多病，骨瘦如柴，各种顽症不时袭来，令其痛苦万分。无奈，祖父遂教以吐纳导引之法，并授予《勿药元诠》一卷，令其从中探索祛病求生之路。自此便数十年如一日，不断实践探索，反复发掘总结，除自疗治愈各种顽症、获得健康的体质外，还探索出一套增强生命活力、旺盛真气运行的五步功法。经过反复应用于临床，对各种久治不愈的顽症都能获得满意的疗效；通过科学研究也证实了这一方法的科学性，为人体生命科学的发展带来了新突破。

1964年，他的第一篇有关真气运行法的论文“意守丹田及其他”见于《甘肃日报》，并在社会上引起了强烈反响。随后，真气运行五步功法的文字资料也在社会上广为散发，人们争相实践，受益者无不交口称赞。

（在我为治病百般求索的时候，曾在道教杂志上看到，道门之中遇到难以治疗的疾病时，便意守丹田以疗病。当然这需要一定的时间。——本书作者）

我要推荐的正是“意守丹田”。丹田是真气汇集之所，是生命的本源之地，方法则是入静意守丹田，当丹田真气充实到一定程度时会自然地顺着经络运行，到达五脏六腑乃至大脑，驱逐病气，可收到很好的效果。

在此要提到的是任脉与督脉。武侠小说和一些歌曲中都有提到此二脉。近人蒋伯超说：“人生任督二脉为精气之源，督脉起于小腹，贯脊而上行，又络脑自脊而下。脑为髓海，命门为精海，实皆督脉司之。”如果体内的病气被全部去除，练功一段时间后，真气可沿任督二脉运行，即打通了任督二脉。

任脉：奇经八脉之一。其为阴脉之海，有总任诸阴经的作用。其循行路线：起于胞中，出于会阴。沿腹正中上行，过胸腹至咽喉，再上颐至两目下。

督脉：奇经八脉之一。督者，都也。以其为阳脉之总纲，故名。其循行路线：起于尾闾骨端长强穴下的会阴部，沿脊柱直上直颈项风府穴，脉气入于脑部，上头部巅顶，下行到鼻部。

《奇经八脉考》：“任督两脉，人身之子午也。”人出生后任督两脉连接即已中断。

意守丹田时，“恬憺虚无，真气从之；精神内守，病安从来”。意即只要清静无为，真气便可从之而生，旺盛地运行，神不外驰则“正气存内，邪不可干，邪不能侵，病无由来”。

1. 调息凝神守丹田。

明代张三丰解释凝神曰：“凝神者，收已清之心而入其内也。心未清时眼勿乱闭，先要自劝自勉，劝得回来，清凉恬憺，始行收入气穴，乃曰凝神。”并说：“调息不难，心神一静，随意自然，我只守其自然，加以神光下照，即调息也。”“凝神调息，只要心平气和。心平则神凝，气合则息调。心平，平字最妙，心不起波谓之平，心执其中谓之平，平即在其中也。”

2. 意守丹田的具体方法。

练功姿势：我推荐的是垂腿坐式。

坐在高低适宜的椅凳上，以坐下来大腿面保持水平为度，小腿垂直，两脚平行着地，两膝间的距离以能放下两拳（拳眼相对）为准。两手心向下，自然放在大腿面上，两肩下垂，腰需直，勿用力，不要驼背，仰面，低头，下颌略内收，头顶如悬。体态以端正自然为标准。

方法：静下心来静坐，把大脑的思维力、注意力、意念、集中在丹田部位。寂静是不动，是无我可动的意思；没有我的动作，不作自我追求，那便是无我、寂静的状态。寂静中意守丹田。练功时，五蕴皆空，其中，受蕴是指苦、乐、忧、喜、舍等的感受；想蕴，是指好坏善恶等的分辨。

3. 意守丹田的原理。

人的双眼就是阳火的火种，这是一个身心相互光合作用的定律，即人的意识和肉体相互作用，用目光内视丹田，在适当火候下会发生放热反应，久之形成以丹田为中心的原始星云般的旋转之物，便是真气。

4. 丹田的位置。

我们理解为小腹正中这一范围就可以了。古时把药中提炼出的精华叫做“丹”，对治病健身疗效显著，称为仙丹妙药。真气系人体化生的生命能量，能祛病延年。丹田是真气汇集的所在地，故而得名。

5. 丹田的作用。

一般丹田，当指下丹田，位于脐下三寸，指的是膀胱之后、直肠之前的一个夹室。有气则开，无气则合。为任、督、冲三脉所起之处，十二经脉汇集之所；为经络之枢纽，经气的汇海，亦称下丹田为气海（非指气海穴）。丹田为男子藏精之所，女子受胎之处。人在此处获得生命，发育成长，所以也叫“生门”，丹田真气充实饱满之后，即经会阴、尾闾上升至第二腰椎处，活泼有力。《难经》把这个力量叫做“肾间动气”，继续沿督脉上行以还精补脑。

6. 练功须知。

练真气运行法（本书作者把它简化为意守丹田），必须树立坚定不移的信心，持之以恒，勿求速成，也不要畏难而退。练功期间，要顺乎自然，不要执意妄想，勉强追求。否则，欲速则不达，越是一意追求，有急躁情绪，就越是不进步；意态越是融合自然，真气发动就越活泼，进步就越明显。执意妄想就成了扰乱真气的杂念。“恬憺虚无，真气从之”正是这个意思。在练功过程中，身体上会发生很多生理上的变化，出现各种触动现象，要泰然处之，不必惊慌失措，稍时便会消失的，也不要执意追求。

（1）练习真气运行法，思想要集中。有一个比较安静的环境为好。但是，不要过分强调这个问题，在练功时，要避免他人干扰。调息时，鼻吸鼻呼，不可用口呼吸。

（2）注意不要在大饥、大饱、大怒、大惊等情况下勉强做功。当风雨雷响时暂勿做，以免给精神以猛烈刺激，发生不适。

（3）意守丹田是真气运行法始终坚持的一个准则。因为丹田是真气汇集之处，是生命的本源之地，因此始终不能离开它。当丹田充实到一定程度时，真气会自然地顺着经络运行，这种运行的力量，是由丹田的力量大小而决定的。勿用意识引导，顺其自然，要行则行，要止则止。主观引导是会出偏差的。

7. 对五官的要求。

（1）口腔：口唇自然闭合，上下齿相对，将舌上卷约成 90° 。用舌尖轻轻地抵住上颚，唾液分泌得多了，再将舌放下慢慢地咽下去。咽津是很有益的，可以帮助消化，滋润五脏。古人说“气是延年药，津是续命芝”，又“千口水”成“活”，由此可见咽津的重要性。

（2）眼睛：闭目内视，意守丹田则内视丹田。若坐功时思想很乱，不能控制的时候，就把眼睛睁开，或注意鼻端片刻，把思路打乱，闭目再做。过去把这个叫做“慧剑斩乱丝”。

（3）耳朵：用耳朵留心自己的呼吸，使呼吸不要发出粗糙的声音。

（4）呼吸：鼻吸鼻呼，顺其自然。

8. 八触。

练功过程中，体内的能动现象是多种多样的，古人总结归纳了八种，称之为“八触”。

（1）大：在练真气运行法的过程中，有时觉得身体很高大。这是因为大脑皮层的保护性抑制力量增强（俗称入静），真气运行通畅，毛细血管扩张，身体各部出现充实、膨胀的一种感觉。

（2）小：有时觉得身体很小，这主要是因真气由外入里集中于丹田而出现的一种幻觉。

（3）轻：有时感觉身体轻飘飘的，好像要飞起来似的。即使在走路时也有身体很轻的感觉，这都是真气充实、随呼吸活动的表现。

（4）重：做功时出现身体重如巨石、坚不能拔的现象，此时真气趋下。

（5）凉：多在去除病痛后身体完全健康时，以及在练功后一阶段出现。任督循环，心肾交泰，很自然的时候，在心肾之间出现的凉彻心髓、舒适的感受，此乃肾阴充足、肾水上潮的表现。

（6）热：热的感觉出现得最多也最快。丹田发热，腰部热，四肢热，全身热，这都是真气旺盛、热能集中的表现。在集体练功中，用体温计测量皮肤温度的变化，一般坐功后都比功前高 1~ 2 摄氏度。在练功过程中，真气集中在丹田、在命门、在百会，这些部位的温度都明显升高。通督后有人百会穴温度升高至 38.5 摄氏度，其本人精力旺盛，没有因高热而不适的感觉。人体活动需要能量，抗病免疫、健身延年也需要能量。真气运行法就是集中自身热能发挥其抗病免疫的一种能量。

（7）痒：皮肤瘙痒，头皮奇痒是必有的一个过程。由于平时经络、孙络欠通，一旦真气运行旺盛通过这些地方时，就会出现痒的刺激。遇到头皮奇痒时，切勿敲打拍击，以免阻碍气机。痒，可以挠一挠。

（8）麻：有时觉得身体某部有蚁走感、触电感、局部跳动。这些都是真气通过经络的一个表现。

以上八种现象，过去称为“八触”，实际练功中的动态比这些还要多，如有人在坐功时产生自发运动，那是真气活泼、神经兴奋的表现。例如一开始某一部位肌肉跳动，如果注意力集中在那里，就会诱导真气向那个部位集中，因此就会发生更强烈的运动，甚至手舞足蹈、转身摇头，大跑大跳而自己不能控制。看起来运动非常激烈，但自动停止后，本人非但不疲乏反而很舒适。看来这种自发运动对身体来说是一种有益的锻炼，但是主观想这样去做，却又不能发动，必须要到功夫精纯时才能运用自如。一般初学时遇到这种情况而产生惧怕心理是没有必要的。要想避免这个自发运动并不困难，即在开始活动时不要过分注意活动部位，或暗示叫它静下来，或将眼睁开，一会儿就停止了。此外，还会出现光感，坐功到一定程度时，眼前发亮，像闪电一样，有时像霓虹灯晃来晃去；有时在脊柱亮晶晶地贯入脑海；有时出现光团沿任督脉高速轮转，多数是转三圈，如果功夫深了，百会穴处会有一团光团或光柱经常存在，随着功夫的大小，它所表现的光色、力量也有差异，以上现象都会很快消失。

以上种种表现是由于经络畅通、机体活动旺盛、生物电集中活跃的缘故。总之，这都是真气在体内不同活动形式的表现，都是积极有益的。有些人遇到这些现象，便求医诊治，医者不知，乱投药石，这是有害的。有人不明白这个道理，反而成为精神负担。有人好奇，追求这些现象以致不能控制。只要懂得了真气运行的规律，就可以避免不正确的思想和行为。遇到以上触动现象，不要好奇追求，更不要惊慌失措，只要安静地坐功，意守丹田，过些时候就平复了。

9. 动极复静。

生命体的动是绝对的，静是相对的。动到一定的程度必然要静下来休整生息，以利再动，这是日常的自然现象。练静功者，虽然没有姿势活动，但也是由有为而至无为的。在练功过程中，培养真气贯通经络前三关和后三关都有非常剧烈的活动。尤其是在攻后三关时，真气活动的力量不以人的意志为转移，而是被一种强大的冲击力量所控制。这种力量则是由静极生动和动极复静而形成的。人们对静极生动是熟知的、欢迎的，知道必须依靠这个动力去攻关。但对动极复静的现象则茫然无知，疑惑而不知所措。如调息凝神守丹田，积气冲关，丹田力量充足后，动向会阴跳动，尾闾气动，上行至命门（第二腰椎），又需静止休整一段时间，表现出两肾区温热，古说“两肾汤煎”。命门气流活跃，又开始了上行的活动，至背部夹脊关又需静止休整，积蓄力量，待力量充足继续上行。经大椎玉枕关是最难过的一关。经过静止休整以及艰苦紧张的锻炼，最后攻克第三关进入脑内。

本书作者观点：

我从自己练功治病的实践中发现，练功一段时间以后，在一天之中静坐意守丹田后就会有大量的痰排出，或稀薄，或稠厚。日积月累，排一段时间，人就会有一些变化，表现为气色红润，身体挺拔。当然，病态越来越少，神志也逐渐清醒。精神病人的康复以驱痰为主。通过练功而产生的大量真气排出体内脑内的巨量痰。精神病人的病程越长，体内脑内的痰就越多、越稠厚、越坚结，遍布经络组织，致使病人发病且反复发作，惟真气能治之。病程越长，练功的总时间需要越长。排净了五脏六腑中的痰以后，会发现继续意守丹田后，丹田力量充足，真气会过会阴、尾闾、命门、沿督脉入脑。在真气攻击头部病灶后会极其不舒服，或头痛，或头晕，或沉睡。极度不舒服后，就会有一些痰，甚至是大量痰排出。因为痰在排出前，活动中，直至涌出，会造成不舒服的感觉。脑部开始排痰后，脑力便随之逐渐发达，智慧也逐渐增长。

对于健康人而言，第三关是不平凡的一关，每个人通关现象也不同，最强烈的是轰隆一声而通关，古称“把窍通雷震”，这就叫得道。

督脉已通，肾气源源不断地灌溉脑髓，使元神的调节管制机能不断增强，机体的生理变得有序化，从而得到大定大静。真气运行法练静化气，练气化神，炼神还虚等层次，是顺应了“静极生动，动而复静”的自然规律而完成的。

督脉通畅后，一呼真气入丹田，一吸真气入脑海，一呼一吸形成了任督循环，古称“小周天”。在这种情况下，能具体地体会到“呼吸精气，独立守神”的真实情况，精气不断地补益脑髓，大脑皮层的本能力量增强。一般人的表现是精力充沛，身体轻捷，和之前判若两人。

本书作者观点：

男性精神病人在排净了体内脑内的所有痰后，在没有病气的情况下，继续坚持练功，就会达到正常健康人所能达到的状态，即打通了小周天，生命质量便从地狱转向了天堂。

对于男子而言，练功治愈精神病，只要一直意守丹田即可。意守丹田一段时间后会陆陆续续地排痰，先是五脏六腑，后是大脑。恢复所需时间的长短当然与病程长短有关。

事实上，长期意守丹田可治愈绝大多数疾病。当然，女子不同。这是我不同于李少波真气运行法的一个观点。李少波真气运行法不分男女，全都意守丹田。而根据我对道家丹道修炼的研究，结合我的自身实践，女子生理与男子不同，女子以血为主，每月有月经，因此女子练功与男子练法不同。女子练法在下一部分将会有所介绍。

问题是，如何让精神病人意守丹田？

要知道，意守丹田是道家养生的功夫。对于道，即使是正常人，也是“上士闻道，勤而行之；中士闻道，将信将疑；下士闻道，大笑之。”对于修炼的人来讲，要能坐下来，入得静，长期坚持才会有效果。而为了能静下来，需要磨性，性情的修炼需要苦行，甚至忍辱。性情平和后，练功效果才明显。

以下内容摘自张兴发的《话说道家养生术》：

道家炼养的根本是清净身心，老子《道德经》中说：“致虚极，守静笃”。一念不起谓之清，灵台无物谓之静。道家清净功夫强调的是少私寡欲，不喜不悲，不怒不恨，不嫉不妒，心正自明；是事来则应，去则不留，并非没有思想意念，完全无知，与人事脱离；而是正常应物，正常得性，“常应常静，常清净矣”，亦即“正常须应物，应物不要迷”。在至清至静境界的作用下，人自身体内平衡纯净，生理升华。道家内丹若修炼得好，自然可以祛病延年，若修炼不好，对身体亦无大碍。而气功做得好，在短期内虽然能够祛病健身，但做得不好，即会旧病不愈反添新病，甚至走火入魔。

那么，精神病人到底如何意守丹田？这是一个非常严肃的问题。

显然，躁狂发病期的精神病人是不能意守丹田的，这是一个绝对的原则。

躁狂期的病人需要控制病情。服西药（抗精神病药、强镇静剂），甚至入康复医院控制，这是所有人都知道的。控制住病情后，病人进入缓解期，大剂量的药会被逐渐缓减至维持量。既控制住了病情，维持了睡眠和日常生活，又知道自己是个精神病人。如果这时自己也想治好病，家人便可指导其练功，或自己参阅本书练功。即在服用最低维持量的西药的情况下配合练功。精神病人在康复医院中，在日常生活中，必然会受到打击与歧视。然而这些遭遇在缓解期都能被想起来，这种因病而被动忍受屈辱的过程就是一个被动忍辱磨性的过程。这个病如此严重，人生到了如此地步已是万事皆空，万缘皆能放下，性情自然也就平和了。在这个时候练功，很快就会见效。

精神病人因服用药物需要加强营养，适宜吃的主食是小麦面类、大米、禽蛋、牛奶和一部分海鲜等一切滋阴的食物，还有大量的寒凉性水果，因为水果能产生大量的清炁，可对抗体内的病气。另外也可吃平性的食物，但忌吃温热性的，否则会助其热邪。因为精神病人的体内及脑内有大量痰，会产生热邪，属于偏热体质，吃寒凉性的食物可以从饮食上对抗病气而不助长病气，也算是康复的一个辅助方法吧。像大部分肉类、桂圆、大枣、桔子、李子等热性的食物最好不吃。等到排除了大部分病气后，体内正气为主邪气少许的时候，也可根据饥饿感和食欲适当补充一些能量强的养生补品，不分寒热温凉。食物及蔬菜水果的寒、凉、热、温、平性可咨询中医。

练功后，总以见痰为妙。开始排痰，即见到了希望，即是恢复征程的开始。

排痰后，或练功会产生干渴的感觉，这时便可补充大量的寒凉性水果，而水果产生的大量真炁将有助于进一步练功。

精神病人的家人及本人要有足够的信心和耐力。病程越长，越需要长期练功。随着痰的大量排出，病人会越来越好，病态越来越少，神志越来越清，对自己的病也越来越清楚，练功越来越容易。但这并不代表着完全康复。因为真气只有到最后才会进入大脑去攻击病灶，就是说，五脏六腑的痰在排出过程中，大脑中的痰是一直存在的，如果不服用西药，还会有病态的表现。服药加练功会使病人看起来很正常，事实上较之从前也会有很大的变化，越来越接近正常人。当开始排大脑中痰的时候，心智和语言能力会逐步增强。当然，有时会感觉很不舒服，这是因为体内正气越来越足，促使脑内的痰活动而出现头痛、头昏，甚至沉睡的症状。这个时候，而且自练功开始，强调的就是顺其自然。精神病人一般都无事呆在家中，受家人监护，有大量的时间可以用来全天候调养。当然，家人要照顾其饮食起居，配合其练功。到最后阶段的时候，自己能做一些家务，顺其自然为好。顺其自然是什么含义呢？就是饿了就吃，困了便睡，有精力便练功，不舒服即静卧，想干活就干活，累了即歇息。日复一日，日积月累，直至机体内、大脑内的痰排干净，完全恢复了正常的自主睡眠，那么这时真正痊愈的日子就到来了。

二、女 炼

在道家的丹道修炼中，因女子生理与男子不同，练功初期是有专门的方法的，不同于男炼。女子每月有月经，初期修炼以血为主，血旺则精盈。女子练功入手的部位也不同于男子。因此专门论述。

同样，女子练功需服用最低维持量的西药配合，直至痊愈停药。女性精神病人如何练功？我认为有两种方法：

1. 第一种，按摩炁穴。

从一开始直至痊愈，自始至终按摩炁穴。关于炁穴，本书上篇康复之路中已有详述。在此，再做讲述。炁穴，即膻中穴，也叫乳溪，为女子丹田。此穴离心很近，道书上讲此穴连心脾肾可见这个穴位对于女子很重要。而精神病人病变主要累及心肝脾肾，可见这个穴位对于女性精神病人更重要。到练功后期，按摩炁穴可增强心力，增智开慧。

方法：自然端坐或平卧。按摩炁穴，左旋三十六次，右旋三十六次。双手交替反复进行。顺其自然，有精力可炼，累了即静卧歇息，渴了可以补充水果。经期停练，静养。练一段时间以后，便会开始排痰。

如果有的女性精神病人病情很重，自知力很差，服用西药控制住以后，也可由家人代替对其炁穴进行按摩，左旋三十六次，右旋三十六次，反复交替进行。经期停止。病人开始排痰即为见效，病情减轻后，可缓减药物，至最低维持量时让其自己按摩。日复一日，重复练功。经期停炼，安心静养。

随着练功时排出大量痰，驱逐病气，体内正气逐渐增加，有时静卧后亦可排出大量痰。

2. 第二种：先意守丹田，后按摩炁穴。

一开始，可同于男子意守丹田（参考上一部分男炼）。经期停练，静养。练一段时间后，可陆陆续续开始排痰。按原本规律，正常月经提前到来的时候，或者练功时感觉有热力至命门，至颈部后，月经突然来潮，即应停止意守丹田。为什么月经会突然来潮？因为通过练功，五脏六腑的痰即病气被驱逐至净，机体功能恢复了健康、青春的状态，所以会如此。这是一个明显的标志，预示下一阶段调养的即是大脑。

不能意守丹田，那么如何练功调养大脑呢？这时即可开始按摩炁穴。参考上一种按摩炁穴的方法，左旋三十六次，右旋三十六次，反复交替进行。经期停练，静养。一段时间以后会继续排痰，随之正气渐增，有时静卧亦可排痰。

总之，意守丹田和按摩炁穴都是为了培补正气、驱逐病气的一个手段。女子在排净了体内脑内的所有痰后会恢复自主睡眠，即为完全痊愈。

三、道家养生六字诀

张三丰《太极行功歌》中："两气未分时，浑然一无极。阴阳位即定，始有太极出。人身要虚灵，呵，嘘，呼，呬，吹，加嘻成六数。六字意如何？治脏不二诀。治肝宜用嘘，嘘时睁其目。治肺宜用呬（音si 嘶），呬时双手托。心呵顶上叉，肾吹抱膝骨。脾病一再呼，呼时把口嘬。仰卧时时嘻，三焦热退郁，持此行内功，阴阳调胎息，大道在正心，诚意长自乐。即此是长生，胸有不老药。"

道家把神分于五脏："心藏神，肺藏魄，肝藏魂，脾藏意，肾藏志。"

1. 心。

神名丹元，字守灵。志为喜，五脏六腑之大王。心开窍于舌，主血脉，主神明。心为阳脏，主阳气。心阳在夏季里最为旺盛，功能最强。治心当用呵，呵为泻，泻其火，疏散心热，平心火。呼亦泻心火。吸为补，以吸气作为滋补心阴的方法。

2. 肝。

肝中有三魂，名曰爽灵、胎光、幽精。肝主筋，主运动、主疏泄，主藏血。体阴而用阳。肝的阴血不足，肝的阳气升泄太过，则稍有刺激，即易发怒。中医有“治怒难，惟平肝可以治怒”。

发唏音滋养肝阴，发嘘音应缓缓而发，去肝火，温润肝神。发此二音内练肝胆，摄制魂魄。

3. 脾。

名常在，字魂停，主土阴。脾为阴中之至阴，主运化，主生血，统血，主肌肉，四肢，开窍于口，华于唇。思发于脾，成于心。治脾当用呼，呼以去热；吸为补。

4. 肺。

肺为华盖，内藏七魄。如婴儿。名尸狗，伏矢，雀阴，吞贼，非毒，除秽，辟臭。在志为恐。肺主气，主行水，肺朝百脉，主宣发和肃降，肺主治节。

发呬（音 si, 嘶）音治肺。“双手擎天为之，以导肺经”，气宇轩昂，长生久视。

5. 肾水。

名玄名，字育婴。肾藏精，主水液，主纳气。肾主骨，肾华在发。肾开窍于耳和二阴，宜藏不宜泻，肾者主蛰。治肾多补少泻，治肾在冬，养肾在秋。

发嗤音滋补肾阳；吹（字义为合拢嘴唇用力吐气）音滋阴。

总结：道家养生六字诀是用呼吸之气调理五脏的一个独特方法，可以震动气脉，打开脉结，补充和调节五脏之气，使之平和充实。而治疗精神病，可在晨起时练习六字诀或在其他时间自然地运用练习。

四、练性篇

修行人第一大病，难去难整的，是个嗔字。不是着了我相，便是着了人相。这个嗔字内包着六欲七情。万过千衍都从嗔起，嗔心一动，唤作无名业火。嗔心不解，内则烧己；嗔口出语，外则烧人。六腑不能清净，五脏不能安和。耳听人骂我，嗔火自肝生，烈焰遇狂风，一个能闻的耳根忽如闭窗塞窍。目见人侮我，嗔火自肾生，烈焰遇狂风，把一个能视的眼根，忽如遮门闭路。口不觉嗔言，心中冲出恼恨之火，胆中涌起毒害之谋。这肉团心不能被降服，恃些儿气血，作威作福。

忍则无名火熄，自然五脏清凉。忍则华池水生，自然六腑调泰。忍则他心满欲，自然释怨和平。忍则我量包涵，自然胸襟阔大。大凡忍辱者，我不为辱，其辱反归于彼。我辱人者，人受我辱，必以辱报于我。能忍则心气和平，使肝火不炎，化作青华救苦；能忍则心神慈善，使心火不炽，化作南斗消灾；能忍则肺液生津，便普润胃脘，化为瑶池甘露；能忍则肾精不耗，便是下元解厄，化为元武灵泉；能忍则脾土不燥，使身轻体泰，化为白雪黄芽。

五、精神病人的饮食

到现在，我们已经知道精神病人的五脏六腑和大脑中存在巨量痰。而按照中医的理论讲，痰饮是指体内水液输布和运化失常，停聚于某些部位。痰稠厚，饮清稀。精神病人的体内是痰、饮俱存的。

而痰与火、热有关，可产生热邪。可以说精神病人的体质是偏热的，同时又是虚弱的。正气不足，邪气有余。病情多次反复后，到晚期时，正气大亏。

根据医食同源，作为康复的辅助手段。精神病人的饮食也应选择适宜的。适宜的饮食即指平性的和寒凉性的食物。寒凉性的食物可以对抗病气，消解病气，中和偏热体质，而不宜再服热性的、温热的食物。

练功或排痰后，会口渴最好补充上水果。其可产生大量的清炁，对抗体内的病气，也有利于继续练功。或者也可以喝寒凉性的饮品，虽然从中医的角度上讲，吃大量的寒凉性水果会伤及脾胃，但是因为不停练功所产生的真气会综合调理，所以对脾胃无碍。所以想吃就说明需要，能吃多少吃多少，多者不限。水果及食物的寒性、凉性、平性、热性等也可咨询中医。或者是想吃什么寒凉性的食物就依口感、需求，自由地吃。

到康复后期，已排除了大部分病气，病人体内正气为主，病气少许的时候，也可以适当地随心所欲，根据饥饿感和食欲吃一些能量强的养生食物，不局限于寒热温凉。机理就是增强正气，驱逐病气。

据我所知，精神病人的适宜饮食如下：

1. 性平的食物有：

米，面，黄豆，山芋，萝卜，牛奶。

2. 性寒凉的食物有：

（1）谷类食物：

小米，小麦，大麦，荞麦，薏苡仁，绿豆。

（2）蔬菜类：

白菜，油菜，苤蓝，茄子，黄瓜，西红柿，茭白，苋菜，马兰头，菊花脑，菠菜，金针菜（黄花菜），莴苣（莴笋），花菜，枸杞头，豆腐（豆腐皮，豆腐干，豆腐乳），面筋，藕，地瓜，冬瓜，丝瓜，海芹菜（裙带菜），慈姑（微寒），马齿苋，莼菜，发菜（龙须菜），竹笋（微寒），花菜，瓠子，菜瓜，海带，紫菜，海藻，地耳，苦瓜，荸荠，黄豆芽，绿豆芽，江蓠，粉丝，石花菜，蕨菜，蕨根粉，榆钱，黄鹌菜，睡菜，野白菜，薇菜，苦菜，葵菜，竹叶菜，车前，蒲公英，芝麻叶，苎麻头，猪芽菜，羊栖菜，落葵等。

（3）水果类：

苹果，梨，芒果，草莓，枇杷，罗汉果，菱，莲子心，百合，柿子，柿饼，香蕉，杨桃，猕猴桃，桃子，无花果，桑葚，甘蔗，黄瓜，西瓜，甜瓜（香瓜），哈密瓜，金丝瓜，木瓜，杜梨，梅子。

（4）肉类食物：

水牛肉，鸭肉，兔肉，马奶，蛙肉（田鸡），鸭蛋（微寒），松花蛋，猪肠，猪脑，猪髓，螃蟹，海螃蟹，牡蛎肉，马肉，水獭肉，蛤蜊（沙蛤，海蛤，文蛤），泥鳅，蜗牛，蚬肉（河蚬），蛏子，鸭血，鸭肉，鱼，甲鱼，黄鳝，鳗鱼，黑鱼，乌鱼，章鱼，鲍鱼，泥螺，田螺（大寒）。

（5）饮品类：

金莲花茶，人参叶茶，番泻叶茶，苦丁茶，绞股蓝茶，黄练牙茶，栀子花茶，金银花茶，苦瓜茶。

（6）调味品：

酱油，面酱，盐，白矾。

（7）其他类：

蜂蜜，蜂王浆，啤酒花，槐花（槐米），薄荷，胖大海，决明子，白芍，沙参，西洋参，茅草根，芦根。

热性的食物如羊肉、牛肉、猪肉、狗肉等肉类以及蒜苔，韭菜，芫荽，大葱，大蒜，姜芹菜，蘑菇，木耳，桂圆，大枣，桔子，李子等蔬菜水果。这些偏热的食物是重病期精神病人的禁忌。练功期间，辣的东西也是不能吃的，因为这会影响气机的运行。

我其实是提倡精神病人吃素的，素食搭配合理同样可以保证营养。世界上有一部分人是素食主义者，从佛教的角度讲，吃素有利于趋吉避凶。

六、痰涌出的条件

首先，多有善行，感动上苍。安静的休息，顺其自然的起居，合理的营养，包括寒性水果，以及蛋白质，糖，脂肪，维生素，矿物质等。人从食物摄入的营养产生卫气，合理搭配的营养（尤其是适合精神病人的偏寒性食物），可使人卫气充足，这是人整体健康的一部分，为驱逐痰的排出，提供一部分动力。安静与顺其自然的起居，为痰从深处渗出提供条件。阴水的滋润，平和的心情，充足的睡眠，都是驱痰的有利条件。多有善行，使人阳气充足，使正气与邪气的对比不断发生变化，将病气（痰）排出体外。父母的善行也可带来福荫。

七、脑的构造

头部的骨组织由颅骨组成，颅骨可分为脑颅骨与面颅骨两部分。脑颅骨围成颅腔，容纳和保护脑。

1. 脑位于颅腔内，可分为脑干、小脑、间脑和端脑四部分。

（1）脑干。

位于颅后窝内，自下而上由延髓、脑桥和中脑组成。

中脑上接间脑，延髓下续脊髓。延髓和脑桥的背侧有小脑，三者之间的空腔为第四脑室。

脑桥的腹侧面膨隆，膨隆部的正中有一条纵行浅沟，称基底沟。

在中脑桥腹侧面的两个大脑脚之间有一个脚间窝。

延髓与脑桥共同形成菱形窝（第四脚室底）。

脑干称为本能脑，控制许多基本功能，包括呼吸、心跳速和直觉。

（2）小脑。

位于颅后窝内，脑桥和延髓的背面。小脑的主要功能是维持身体的平衡，调节肌张力和协调骨骼肌的随意运动。

（3）间脑。

位于中脑的前上方，大部分被大脑半球掩盖。间脑内的腔隙称第三脑室。间脑包括背侧丘脑、下丘脑等。背侧丘脑，又称丘脑，全身躯体浅、深感觉的纤维在上行传导过程中均在背侧丘脑更换神经元。下丘脑的功能比较复杂，它不仅是调节内脏活动和内分泌腺的皮质下中枢，而且对体温、水盐代谢和情绪反应等也有重要作用。

（4）端脑（大脑）。

大脑由左右两半球构成，覆盖于间脑、中脑和小脑的上面。左右两半球之间的裂隙称大脑纵裂，裂底有连接两半球的横行纤维，称胼胝体。大脑半球和小脑之间的裂隙，称大脑横裂。

①大脑半球外形：

大脑中的沟：3 条重要的沟分别为中央沟、外侧沟和顶枕沟。

大脑分为五区，分别称为额叶、顶叶、枕叶、颞叶、岛叶。额叶在外侧沟以上和中央沟之前。顶叶在中央沟与顶枕沟之间。枕叶在顶枕沟以后。颞叶在外侧沟以下。岛叶在外侧沟的深处。

另外有胼胝体沟，中央前沟，中央后沟，前后扣带沟，距状沟，侧副沟，海马沟，额上沟，额下沟，颞上沟。

②大脑半球的内部结构：

大脑半球表面的一层灰质称为大脑皮质，皮质深层为白质，称大脑髓质。

大脑中的灰质团块称基底核。半球内的腔室称侧脑室。左右两半球大脑均包括额叶脑、顶叶脑、枕叶脑、颞叶脑和岛叶脑。大脑皮质由无数大小不等的神经细胞、神经胶质细胞和神经纤维所构成。经过实验和观察，已确定许多功能区，又称中枢。重要的有运动性语言中枢，眼球协同运动中枢，书写中枢，躯体运动中枢，躯体感觉中枢，视觉性语言中枢，视觉中枢，听觉性语言中枢，听觉中枢，嗅觉中枢，内脏调节中枢。皮质又称思考性脑部，控制着人类的视觉、听觉、嗅觉、语言、运动、创意思想等 。

③边缘系统

由边缘叶及其与之密切联系的皮质下结构（如杏仁核，下丘脑，背侧丘脑前核等）所组成。其功能与内脏活动、情绪和记忆有关，所以又称“内脏脑” 。

2. 脑的被膜。

脑的外面有三层膜，由外向内依次为硬膜、蛛网膜和软膜。它们具有保护和支持脑的作用。

（1）硬脑膜

①硬脑膜由两层构成，其外层相当于颅骨内面的骨膜，硬脑膜的血管神经即行于两层之间。

②硬脑膜内层在某些部位折叠并深入大脑的某些裂内，如深入大脑纵裂内形成大脑镰，深入大脑横裂内形成小脑幕。

③硬脑膜在某些部位时两层分开，形成静脉血的腔隙，称硬脑膜窦。

（2）蛛网膜。

薄而透明，缺乏神经和血管。蛛网膜与软膜之间的间隙称蛛网膜下隙，隙内有脑脊液。

（3）软膜。

薄而透明，含有丰富的血管。紧贴在脑的表面，称软脑膜，其中有脉络丛，可产生脑脊液。

3. 脑神经的发展。

（1）第 4 个月时，就有 2000 多亿个神经元。

第 5 个月时，一半的神经元未能与其他区域连接而凋亡。

第 10 个月时，未受髓鞘保护，未连结的就不活泼。

3 岁以前，80% 的突触已经有连结。

11~ 13 岁，青春期连结放缓，两个过程启动。脑内有用的连结被永久保留，没用的被删节（凋亡），形成独特的脑神经模式。可见，13 岁以后发病的精神病人，在恢复健康以后，大脑的功能是完备的。

（2）神经元的构造及讯息传延。

神经元分布于各处，因而形状及大小各异，但都有一个细胞体及无数的神经纤维这两部分。神经纤维分为两种：一种是把神经冲动传到细胞体的树突，另一种是把细胞体所感受到的神经冲动传到另一个神经元的轴突。当神经冲动由甲神经元传到乙神经元的时候，就是由甲神经元的轴突传到乙神经元的树状突。两种突触相接近的地方叫神经突触。当神经冲动到达轴突末端时，其会刺激神经突触囊放出化学物质及突触小泡到突触缝中，这种具有传导作用的化学物质与收受细胞中的受纳化学物质组合起来放电，从而使接受细胞兴奋起来。

神经元担任传送讯息的角色，每一个神经元具有接收和传延讯息的功能，但讯息只能单方向流动，从细胞体下传到轴突，然后到突触；每一个神经元只有一个轴突，轴突外层包裹着髓鞘，刺激以电能的形式传送讯息以及传输化学物质。因此轴突（髓鞘）越粗厚，传送电能和化学物质的速度越快。而神经元与神经元之间相互连结，连结得越细密，讯息的沟通就越有效。由此我们可以了解到，学习是神经元的主要功能，然而它无法独立完成，必须得靠一群神经元共同合作才能完成。

4. 结论。

由上述大脑的大致构造可知大脑的复杂性。

精神病人体内的痰沿经络入脑以后，必然遍布各处，尤其会大量堆积于沟、裂、腔隙、窝、脑室，以及遍布于各组织之间。只要经络能到达的地方必然会有痰的存在。痰存在于何处，便会阻断那里神经元之间的传导、连结，进而影响到其功能，造成诸种精神病症状，如大脑木化，浑浊，朦胧，谵妄，遗忘，幻觉状态（幻听、幻触），癔症，多动，木僵状态，云意状态，意识狭窄，神智模糊，迷惘，困惑，眼神晦暗；对外部注意力减少，缺乏好奇心，思维障碍，联想散漫，情感迟钝，违拗症，刻板行为，躁狂，抑郁，偏执状态等。

练功排除了痰以后，由痰所影响的各部分脑功能都逐渐恢复，到最后便完全恢复，上述各部分异常症状也随之必然消失。反之，如果痰不消除，则影响也不会消除，那么异常精神症状就不能真正彻底消除。而且痰的移动或增加会造成症状的变化。例如有一类病人既有情感性精神病症状，又有分裂样精神病症状，就是由于痰移动而分布不同、影响不一所致。了解大脑的复杂性，对于练功排除脑里的痰的难度和其所需时间要有充分的认识，耐心加毅力练功，直至痊愈。

八、何为彻底痊愈

精神病病重时的状态就是痴傻，癫狂，失常。在依据病程长短练功后，排除了五脏六腑和脑内的巨量痰，体格健壮挺拔，神志渐清渐灵，至无痰时，可感觉到百会穴及神庭穴的轻痒。恢复自然睡眠时，这就是痊愈了。但原始病灶是存在的，是基因携带的。不离世间因，则此病永不消除，即原始病灶随时会继续引发痰的生成，因此需要终生调节，适时练功，做适宜的、力所能及的、自由的工作。居住在相对自由的生活环境。痛苦与幸福，皆因因果、因缘的存在，出离世间，则可摆脱此病。

对脑神经来说，11~ 13 岁，青春期连结放缓，两个过程启动。脑内有用的连结被永久保留，没用的被删节（凋亡），形成独特的脑神经模式。可见，13 岁以后发病的精神病人，在恢复健康以后，大脑的功能是完备的。即使有原始病灶的存在，也是可以做一些适宜的脑力工作与事务的。

九、精神病人愈后的社会适应

精神病，多么可怕的字眼。精神病人在调养疾病期间就逐渐了解了自己的病。尽管如此，病愈后仍然会对自己打击很大，接受不了。但是，要自己说服自己，疾病灾厄从来就未离开过人类，任何一种灾难降临到身上时都必须勇敢地承受，例如许多残疾人虽做出了很大的成就，取得了很大的成功，但肢体的残缺却无法解决。世事无常，精神病人可能因正常变为病态，也可能因病态变为正常。因正常为病态必然是在发病很早以前就违背了有益健康的规律，由病态为正常的诀窍是运用了有益健康的方法，而增强机体正气是由病而康的一个捷径。精神病人通过练功排出了体内脑内的巨量痰以后，疾病康复了，机体还是完整的，也应为此感到庆幸。星云大师说：“善者昌，善者不昌，祖上必有余殃。殃尽乃昌。”原谅了自己以后，再学会去原谅别人。精神疾病的失控性与可怕性着实让人心生恐怖，而服药后的愚痴又着实让人难以沟通。自己深知这一点后，对世人从前的嘲讽、打击、欺侮、甚至捉弄，要百分之百的原谅和百分之百的宽容。也有的精神病人在病前属个性不良，应从德性上提升自己，由一个尖锐的人变作一个厚道的人。何谓厚道？忍辱卑下，吃得亏中亏。遇到与人相争的事情，以德处之。不去争强好胜，不去争名夺利。试想，人的物质生活高可至无止境，低可至节俭再节俭而健康的身体，充足的脑力才是人真正宝贵的财富啊！人之争，无非功名利禄，人是我非。功名利禄不看重，能放下；人是我非难得糊涂。大脑越清醒越糊涂不了怎么办？佛心佛性很重要，佛与众生同心，无分别。也讲舍得舍得，不舍不得。不思善恶，一般人可能认为，怎么可能不思善恶？我们要是非分明！不思善恶是难得糊涂的另一种说法，没有分别心，不思善恶可达到心念上的平静。世人都应学一学心性的修炼，一个念头，天堂地狱之别。精神病人患病期间就是地狱中人，病愈后返回人间，要想想，病了多年，多年的病态后，自己能回到正常状态，遇难呈祥，也是一种不浅的福报。而且还因此学习了功法，懂得一点养生的知识，若能坚持练功，探索养生之道便可增智开慧，超过常人。对于从前所造成的恶劣影响，要努力付出去弥补。对于人类的劣根和道德上的不完美要有充分的认识，能让能放下。现实虽然不公平，但因果的存在，终究会公平的。相信因果，你就不会怨天尤人或得意忘形；相信因缘，你就不会把痛苦的事情看成是永远的。有慈悲的心念，尽量调和自心的矛盾，怜悯他人的愚蠢（如他人不懂得因果、因缘），原谅他人的错误，尽力关怀他人的苦难。大千世界绚丽多彩，丰富多姿，我取一点足矣，再多，不可也。少欲，知足，知惭愧。淡泊了自然从容，从容了自然清醒，清醒了自然少惹灾祸。福祸无门，唯人自召。空中飞鸟，不知空是家乡；水中游鱼，忘却水是性命。在讲求物质的年代，做一个知足的人，知止的人。常乐于普通平常，安享平安之福，人生岂不乐哉，美哉！这就是精神病人愈后的天堂人生，因为体格健壮，头脑清晰，心中清净而享受着人间天堂。

十、精神病人愈后的病情控制

痊愈了，精神病人无比轻松。轻松在哪里呢？因为排除了体内脑内的大量乃至巨量痰。新的生活阶段开始了。但精神病人又与常人不同，不同在哪里呢？因为头上有原始病灶。

为适应新的健康状况，精神病人需要服用药物，而且是必须终生服用。原始病灶的存在使大脑处于一个非常态，局部有恙，必须时常练功以排除新产生的痰。仍然是二十四个字：顺其自然，劳逸适度，择时练功，按时服药，保证营养，保证睡眠。在休息好的情况下，精神病人可以同常人一样从事一上午的脑力劳动，然后休息。脑力劳动不能过度，用脑后必须休息，以保证持续的动力。服少量药保证睡眠即可，这个少量可以根据人的适应能力，最少到一片、两片均可。

在这样一个科学的生活安排之下，精神病人可以同正常的家人生活在一起，可以看电视、上电脑、思考社会与人生、关心民俗人情和国家大事，可以顺其自然地从事少量脑力工作和体力工作，照顾自己的吃饭穿衣，逛商场超市，购置生活物资。精神病人不宜有沉重的负担，尤其是精神负担。

这样一来，愈后的精神病人完全没有人们印象中的那种痴傻、癫狂的状态，当然消除了不安定的社会隐患，而且积极地同家人生活在一起，以阳光的面貌出现在人们面前。我认为这是一个巨大的进步和成功。

我甚至设想，未来我们的康复医院可以有一个新的设置，就是分为控制区，练功区以及恢复后的社会生活区。因为精神病的实质已经被我们东方人揭晓，我们依靠的是道家养生功法，这专属于东方文明，专属于中国智慧的结晶。我们希望精神病人能够得到很好的治疗、控制、康复，精神病人家庭的医疗支出也能减少到最低限度，有精神病人的地方不再充满恐惧不安，而是增加愉快的笑声。让世界增加安定因素，让病魔在神医面前却步，让我们相关人员携起手，做真正的白衣天使。

附录：与康复相关的关切

第一章 记我的母亲

我的外公是一位比较开通的知识分子，外婆性格柔美。他们都是心灵手巧的聪明人。外公的家教很严格，母亲的操守也无懈可击，但是在那样一个时代，母亲却只能像农村姑娘一样生活。

小的时候，母亲对我要求很严格，要我好好学习，也不允许我有毛病。母亲嫁给父亲，未享什么福。但我们姐妹从小就被母亲收拾得很干净，出去很受人欢迎。我考学脱离了农村，母亲特别欣慰，常年压抑的心情有了一些明朗。但是次年我便病倒了，这给父母的打击，给亲朋好友的打击非常大。二十三年属于我的厄运。父母陪我一同承受。记得我刚病倒时，父母便到学校，母亲把我积攒多日未洗的衣服全都洗了，那时她该是怎样一种心情！但是她极强的耐性在这个时候便显现出来。病后回到老家，母亲仍然很镇定地做着她的事情，并找朱砂、猪苦胆等给我服下。我吃上西药以后医生嘱咐说要加强营养，母亲便每日煮鸡蛋给我吃（那时的鸡蛋很天然，是好补品），以致于医生见到我都说母亲护理得很好。

我工作了，离家很近。母亲知道我会给领导惹麻烦，有时也去同领导交谈一下，多多少少缓解了我的尴尬境地。现在回想起来，我那样一种严重的病态，做不好工作，让母亲如何向领导开口啊！那一年我情绪不好，因工作的安排同领导发生了争吵，领导便处分我，工资降到每月一百，罚半年。母亲说，不挣钱不要紧，家里还能供着你吃饭。多年以后我多么后悔，我当时为什么不能忍？

药物控制住病情后，我努力工作。那一年，领导安排我出去进修，我也以为自己病好了，心想出去进修一下，回来后能做一份好工作了。结果没想到，这次进修差点置我于死地，真正的原因就是病未好，这种病太严重了，我们了解得还远远不够。这一次给母亲的打击也是非常之大，大于初病时。因为父亲也埋怨母亲让我出去进修，不是很理解她，而我又病态频现，母亲经常偷偷地哭。这一年这种状态严重地损耗了她的身体。

饱经磨难的我改掉了所有毛病，朴素地活着。我开始接触佛书，开始了吃素。尽管母亲不理解也不同意我吃素，但她多年来还是单独给我做素食，从炒菜到水饺、面条，或者是有客人来时，她都给大家做一份，再单独给我做一份。

我最严重时自己已不能照顾自己，在临上班前她都告诉我要把衣服穿得端正、整齐。

在最后三年练功阶段，为了能抓紧时间练功，有时也是病情所限，我不做任何家务。包括我自己的衣服都是我母亲给我洗，我骑的电动车也是母亲给我檫。我的被褥，我自己都觉得还很干净，不用洗，母亲就给我洗了，所以我的床铺很卫生，家里也很干净。我的一位领导曾经对我说："你很干净，很讲卫生。"他不知道，我的整洁是母亲在背后支撑！夏天，太阳能的水是妈妈加的，有时病情所限，不舒服，不想动弹。妈妈都会说，"洗洗澡多舒服，一会儿就洗完了。"在她的催促下，我每天都洗澡。是啊，从这个程度上讲，我不像是个精神病人，因为有母亲在。

只要练功，基本上每天都会排痰，长达四年。有时我自己都着急了，排这么多痰，怎么还不好？母亲总是安慰我说，快了快了，这就好了，已经很好了，愁什么？直到最后这年，母亲非常高兴。夏天我每天早上起来都会催她吃西瓜，还经常催她吃各种水果，也为和对抗她体内的病气。秋天到了，我每天打奶早晚煮给她喝。她的衣服、鞋子，我都按时给她备齐，她经常说："这日子跟天堂里一般。"这时候，我愧疚的心才有一丝安慰。妈妈，您的笑是上天赐给我最好的礼物，我一定会让您安度晚年！

是啊，世界上最伟大的母爱，平凡而真实。是母亲协助我走出了地狱，我怎能忘记？妈妈，是您的爱让我也爱这个世界。"谁言寸草心，报得三春晖"，愿我的母亲永远年轻，永远健康，愿天下的母亲都吉祥！

让我们感染爱，传播爱，铭记爱。

第二章 心灵奥秘

世界上最宽阔的是海洋，比海洋宽阔的是天空，比天空还要宽阔的，是人们的心灵。

人的大脑有 150 多亿个脑细胞。人的心灵是地球上最深的奥秘。让我们参阅胡孚琛教授的（其受钱学森教授指派调研道家丹道修炼 26 年，有许多道学专著出版，博士生导师）观点。

一、《道学通论》第 393 页

人的心理也是有结构的，是一种过程的秩序。意识是生命运动的最高形式，它可以凝聚为一种有着超微结构的高度有序的客体。人的心理系统中的意识活动和无意识活动都是在人类进化过程中大自然赋予的重要心理功能。其中无意识活动决非无足轻重的自然现象，而是一种深层意识，是人类改造自然和社会的重要潜能。

意识活动的生理机制主要在大脑额叶，无意识活动的生理机制在大脑的网状结构和丘脑。随着人类进化，人的大脑皮质日益发达，网状结构的范围相对缩小，但网状结构中的核体却日益复杂和分化，人的深层意识也愈加显示其重要的调节作用。我们可以断定，人的意识共分为三个相互联系的层次，即常意识（日常的认知、思维活动），潜意识（隐藏在心理深层的欲望）和元意识（遗传的本能意识）。潜意识的印痕反过来又在背后强有力地影响着人们表层的心理程序，人们可以从梦境、幻觉、精神病等心理状态中破译出潜意识的原型。

二、《丹道法诀十二讲》之第四讲：心灵奥秘

《道学通论》中将人的意识划分为三个层次，即常意识（日常认知、思维活动，丹家谓之识神），潜意识（深层心理和欲望）和元意识（先天遗传的本能意识，丹家谓之元神，佛称阿赖耶识所藏“无漏种子”或称阿摩罗 [Amla] 识即“无垢识”，实相真如心体）。元神即人身中真正的“自我”，丹经中称作“主人公”。内丹学的修炼是一项凝练常意识，净化潜意识，开发元意识的系统工程，也是一套发现自我，开发自我的心灵修炼程序。人类精神的这三个心理层次是相互联系，相互依存，也是此长彼消的。

论常意识和潜意识的关系。潜意识是人的深层心理，是西方心理学家弗洛伊德的精神分析和荣格分析心理学早已进行过开创性研究的领域。潜意识是介于常意识和元意识之间的非理性意识层次，埋藏着人们平常难以觉察的自胎儿至幼年、童年时期的记忆和各种人生欲望，性欲，邪恶兽性，求生本能和死亡本能，残害他人的欲望和仇恨，所有心灵创伤及情感冲动。日常生活中的重大刺激和创伤都会在潜意识中留下印痕，甚至某些不符合社会规范的邪恶念头和禽兽般的欲望，包括名、利、色、权的诸般贪欲以及人生紧张状态的焦虑，也会透过表层的常意识被压抑到潜意识的深层心理层次里。人从动物的人进化为社会的人，必然保留着禽兽的动物性，即动物长期在生存中形成的求生本能，繁殖本能及贪婪残忍乃至杀害同类近亲的野蛮本性。但既进化为人，其大脑皮层中有了理性思维，受社会伦理规范的约束，形成了常意识的心理层次，具有正常人的个人意志和人格。这样，一些文化层次和道德水准较高的人则注意保存和提升完美的人性。而一些

品质恶劣的愚昧之徒则往往冲破常意识的提防，如贪残的禽兽一般违法乱纪，丧失人性。据弗洛伊德和荣格的心理学理论讲，人的潜意识中埋藏着人在受压抑和挫折时所形成的情结（Complex），乃至与生俱来的心理原型（Archetype），它们属于个人无意识和集体无意识的深层心灵结构。在正常情况下，常意识的理性思维和社会道德规范犹如心灵的提防，又是代表现实的人类社会规范审视潜意识层次的检察官，及时将那些不合规范的邪恶念头打消，防止其引发危害人类社会的行为。然而人在社会生活中，并非完全脱离潜意识并靠表层的常意识形成自我的个人意志，而是经常受到潜意识中各种情结的干扰。潜意识中心理又分不同层次（包括个人无意识的情结和集体无意识的原型等心理层次），隐藏着巨大的生命能量和精神内驱力（即弗洛伊德所谓的libido）。潜意识以自己的心理规则影响着表层常意识的活动。必须说明，人类的常意识是以语言来进行推理判断的，而语言本身就具有社会伦理功能。语言的形成是由动物进化到人的一次革命性的转变。任何人潜意识中的心灵能量被激发，埋藏的无意识情结或原型要释放，都必须经过表层常意识的筛选和“合理化”的伪妆。也就是说，无论何种潜意识要透出常意识表层的控制，无论多么邪恶的念头要用人类通行的社会语言表达，要越过人类理性智慧的审察和社会伦理规范的提防，都要寻找一种“合理合法”的形式化妆自己，以“合理化”的伪装骗过理性道德的监察官，这就是所谓“合理化”的程序。表层常意识中人类理智和社会伦理规范的力量是巨大的，它不但可以将一些人过分强烈的性心理能量、仇恨、贪欲等压抑下去，使之不致危害社会，而且还可将这些人生欲望通过另一种渠道升华，例如人的强烈性欲也可升华为艺术创造才能。当然，人的理智和道德规范的提升需要教育，一个有深厚学养和高尚道德品质的人更能升华自己的潜意识，并为人类文明和社会进步做出巨大贡献。现代西方心理学家已经初步揭示了人类常意识和潜意识的规律，并通过对梦、占卜和神话，笔误、口误等无心过错，以及精神病人的幻觉等心理现象的研究，摸索到了许多潜意识的规律，这里不再赘述。内丹学家注意的是潜意识和元意识之间的关系，认为只有净化潜意识，才能有效地开发元意识。然而，元意识一旦开发出来，人就会明心见性，就会圆成大智慧，就会将思想和伦理都上升到道的境界，潜意识中的心魔便被制住。慧光普照，邪魔全消。人的常意识是后天意识，元意识是先天意识。潜意识处于先天和后天之间，本身又分不同层次，但基本上也是从胎儿、童年时期逐步埋藏下来的人生欲望，而心灵创伤凝成的情结和原型属于后天形成的心灵印痕。丹道是一种后天返先天的心灵修炼程序，它可以消除掉潜意识中不同时期心灵创伤被压抑所留下的印痕，可以净化人类后天的心灵，将人的兽性完美为人性，并使之升华到真人的境界。

第三章 练功记录

一、六字诀

2009 年冬，练习六字诀，辅以推拿中指。

2010 年 1 月 17 日 ~ 2010 年 3 月底：天天排痰。

二、李少波真气运行法

2010 年 4 月初 ~ 2011 年 5 月 19 日：基本上天天意守丹田，天天排痰。

2010 年 9 月期间停止练功 10 多天，练不下去。

2010 年 10 月期间停止练功 10 多天，练不下去。

2011 年 2 月 26 日是意守丹田，头部两侧有感觉。

2011 年 3 月 6 日意守丹田，整个头部两侧、后部、前庭穴位置有感觉，感觉整个头部在苏醒，但后背督脉之中有沉重感，感觉有痰。

2011 年 4 月 6 日意守丹田，头部前庭穴开始有明显感觉，疼痛感的顺序为：神庭穴前后→头颞部两侧→百会周围→神庭穴逐渐往前，印堂往下→头两侧颞部→神庭穴左右→百会周围→神庭穴往前往下，印堂→额头→头两侧颞部→头后部上半部→神庭穴往前往下，印堂往下，鼻梁上端，额头。练功几分钟，头疼一会儿；再练几分钟，再疼一会儿；如此重复，2 小时左右后开始排出小部分痰。

2011 年 4 月 27 日意守丹田，随着头部练功调养，排痰 20 多天以后，今天中午头部后部，先是下半部，后是上半部，觉得需要休息，歇息了一个多小时。

2011 年 5 月 4 日意守丹田，中午前 1 个半小时歇息，后半小时是小睡，今天痰少。

2011 年 5 月 12 日中午休息时意守丹田，可小睡半个多小时。

2011 年 5 月 13 日意守丹田，中午睡将近 1 小时。

2011 年 5 月 19 日意守丹田，能量穿过尾闾到达夹脊又到颈部。月经提前于经期到来。

从此以后，不再意守丹田，因为女性不能一直意守丹田。

三、静　养

2011 年 5 月 20 日 ~ 2012.3 月中旬经常静卧静养，不停排痰。

2011 年 5 月 27 日静卧，痰极少，躺着，头疼，坐不起来，昏沉。

2011 年 6 月 4 日中午半睡半歇 1 小时，近些日子痰不太多，静卧一会儿，头不同部位疼，头上部和前额有感觉。

2011 年 6 月 5 日静卧，先是前庭穴有感觉，后排许多痰，无头疼，但傍晚有灰心绝望感。

2011 年 6 月 6 日先是前庭穴有感觉，后排痰。

2011 年 6 月 9 日 ~ 6 月 12 日静卧，躺着蜷缩身体静养。

2011 年 6 月 14 日开始静坐，头部有感觉，排出了不少痰，有时甚至是意守病灶，即头部哪里沉闷就意守哪里。

2011 年 6 月 28 日静坐，头部感觉强烈。特别是前庭部位排出了不少痰。

2011 年 6 月 30 日痰少。

2011 年 7 月 1 日督脉上部又有感觉，排痰。在树林里后背倚在树上，感觉督脉里积的痰排出。

2011 年 7 月 3 日静坐，在后脑勺部有感觉，感觉此处的不少痰排出。

2011 年 7 月 5 日 ~ 7 月 10 日静坐，头顶部、头上部、前庭穴四周有感觉，调节头顶后部。

2011 年 7 月 12 日 ~ 7 月 30 日单位布置工作下乡，利用下乡间隙静坐调养头部，排痰。

2011 年 8 月 1 日 ~ 8 月 6 日前庭穴及两侧颞部疼痛，只想躺着休息头部。

2011 年 8 月 10 早上起来静坐，排痰。

2011 年 8 月 10 日 ~ 8 月 15 日排很多痰，觉得是头顶部督脉之中的痰。

2011 年 8 月 13 日下午排痰，首次感觉轻快，长时间的不想活动消失了。

2011 年 8 月 14 日下午排痰，感觉心部的痰排出，排痰后很轻快，擦了擦电动车。

2011 年 8 月 16 日舌抵上腭接通任脉督脉，感觉后脑勺部的痰排出了不少。

2011 年 8 月 17 日静坐，继续舌抵上腭，能排出一部分痰。

2011 年 8 月 19 日静卧，上午昏睡了 3 小时，下午继续静卧。

整个 8 月中旬，排一个部位的痰后能沉睡 1 或 2 小时。

2011 年 9 月 ~ 2011 年 11 月初，2 个月未服西药，减掉了药物，晚上能睡 4~ 6 小时，自以为康复了，结果造成了疾病反复。11.3 又吃上了西药，缓加后缓减。

小结：在 2011 年 7 月 ~ 2012 年 3 月初，7、8 个月的时间不做任何家务，在单位静养，在家里静卧，只想躺着，躺一会儿有痰，主要是意守头部，有痰，夏天吃了大量的西瓜。

2012 年 1 月 23 日春节后，每早醒来一口浓痰。

2012 年 2 月 16 日与领导会面，放弃了工作升迁变动的机会，潜心静卧，静养，为写书打基础。

2012 年 3 月开始静卧养头部，一段时间后会排出一口浓痰，有时兼带黄痰。

2012 年 3 月中旬开始偶尔洗衣服，开始爱做家务。

四、意守炁穴

2012 年 3 月 20 日开始意守炁穴，头部尤其是颞侧仍有感觉，有时觉得精力很充沛。

2012 年 3 月 29 日不想老躺着，能坐着练功。

2012 年 3 月 31 日上午睡一上午。

2012 年 4 月 1 日上午睡到 12 点以后起来排痰。

2012 年 4 月 2 日 ~ 4 月 5 日上午意守炁穴，右手手少阴心经外侧有麻木感。

2012 年 4 月 6 日上午睡到 11 点后起来排痰。

2012 年 4 月 7 日上午意守炁穴。

2012 年 4 月 8 日上午意守炁穴。

2012 年 4 月 9 日练功练不下去，想找事情做，特别爱活动。

2012 年 4 月 10 日意守炁穴一天，排出一定量的痰。

2012 年 4 月 11 日上午只想仰面静卧，静养头的整个后部。

2012 年 4 月 12 日练习静功，很长时间排一点痰。

2012 年 4 月 13 日早上起来静坐，有浓痰，另外排出一些痰。

2012 年 4 月 14 日静坐，上午排一些痰，下午排一些痰。

2012 年 4 月 15 日静坐，上午排一些痰，下午没痰。

2012 年 4 月 16 日静坐，早上排一些痰，下午无痰。

2012 年 4 月 17 日静坐，早上排一些痰，白天头部无感觉，上电脑用脑，头部略有感觉不舒服。

2012 年 4 月 18 日早上起来静坐，排一些痰，白天无痰。

2012 年 4 月 19 日早上起来一点痰，白天无痰。一天未练功。晚上想让妈妈抱着，寻求一种安全感，逐渐睡去。

2012 年 4 月 20 日早上起来一点痰。

2012 年 4 月 21 日早上起来一点痰，下午意守炁穴有痰，排两次，量不少，练一会儿功想睡觉。

2012 年 4 月 21 日 ~ 4 月 29 日意守炁穴，或排痰，或歇息。

五、开始头痒

经咨询中医知道痒为血热引起，而痰则能引起血热。

2012 年 4 月 30 日意守炁穴，头痒。

2012 年 5 月 1 日意守炁穴，中午前庭穴、百会穴痒，前庭穴两侧痒，百会前庭连起来痒。晚上痒，头部的督脉部分从后脑勺至前额痒，头顶外围一圈痒。

2012 年 5 月 1 日 ~ 5 月 13 日意守炁穴，头痒，排痰。

2012 年 5 月 17 日上午上电脑，下午静养。

2012 年 5 月 18 日 ~ 6 月 2 日意守炁穴，头痒，排痰。

2012 年 6 月 3 日早上卯时背对太阳吸收能量，吐厚痰。午时在树林里脚踩地（地温高，烫涌泉穴）后，排痰。

2012 年 6 月 4 日早上两点半醒来排痰，黎明休息。

2012 年月 7 日下午日光照射背部神道穴，吸收能量，排痰。

2012 年 6 月 28 日中午睡一个多小时。

六、按摩炁穴

即左旋 36 次，右旋 36 次，左右交替反复进行。

2012 年 7 月 3 日～7 月 23 日按摩炁穴，头痒，上午 8：00–11：00 睡觉，感觉头后部上部在休息。

2012 年 7 月 24 日休班一天，为母亲拔罐祛病。

2012 年 7 月 26 日父亲过生日，同亲戚朋友谈话，状态很好。

2012 年 7 月 29 日早上 5：00～6：00 练功，上午学习，下午 2：30 开始无事静养，未练功，4：00 左右排不少痰。

2012 年 7 月 30 日上午未练，工作，中午略微休息 1 小时。下午练功 2 小时，排出不少痰。

2012 年 8 月 16 日按摩炁穴，头痒，练功一天基本无痰。

2012 年 8 月 22 日早上 3：30 起床练功，早上排痰，中午排痰，下午昏睡感。

2012 年 8 月 31 日早上练功，按摩炁穴，上午静卧排痰，中午排痰，下午写书。头痒部位集中在百会及百会到神庭穴之间的督脉上，以及离此段很近的周围。

2012 年 9 月 9 日早上起来按摩炁穴，排一些痰，中午睡 1 小时，头两侧休息。

2012 年 9 月 18 日上午 9：30~ 11：15 沉睡，感到头部颞侧深部有痰外出，醒后一口浓痰。

2012 年 9 月 30 日练功一天，排痰不少。

2012 年 10 月 9 日颞侧深部极其不舒服，做事不耐烦，思想烦躁。下午头顶痒得厉害，并放射到整个头顶部。

2012 年 10 月 20 日早晨未练，上午练半小时或 1 小时后起来，精力较充沛。

2012 年 10 月 30 日早醒 3：30 练功，按摩炁穴，排一些痰。

2012 年 10 月 31 日早上 5：00~ 9：00 洗衣服，干活，白天不爱动弹。

2012 年 11 月 10 日早起练功，按摩炁穴，上午排一些痰，下午活动。

2012 年 11 月 25 日早起练功，按摩炁穴，上班写书，上午排几口痰。排痰前头非常痛，非常不舒服，有一种好不了了的绝望感，晚上排不少痰。

2012 年 12 月 1 日上午静卧，头痒，中午排一些痰，下午干活。

2012 年 12 月 5 日早起练功排两三口痰，头部只剩下百会稍前一段痒得厉害，排一些痰。一天静养，晚上排一些痰。

2012 年 12 月 8 日早起练功排一些痰，头部痒的范围再缩小。上午排一些痰，下午排一些痰，晚上排一些痰。

2012 年 12 月 14 日早起练功排几口痰，头部集中在百会前一小块痒。上午头痛剧烈，产生绝望感，觉得陷入了地狱之中。疼后排出一些痰，中午下午排一些痰。

2012 年 12 月 16 日早起练功排几口痰，头顶后部内有感觉。打字一上午。中午练功排几口痰，头部痒，集中在百会稍前部位，下午打字排一些痰。

2012 年 12 月 17 日早起练功排不少痰。

2012 年 12 月 26 日下午排一些痰。

2012 年 12 月 27 日中午排一些痰。

2013 年 1 月 1 日下午排一些痰。

2013 年 1 月 2 日下午排一些痰。

2013 年 1 月 8 日下午排一些痰。

2013 年 1 月 11 日上午排一些痰。

2013 年 1 月 13 日神道前部的头前顶部大范围痒，以前从未有过。

2013 年 1 月 12 日 ~ 1 月 16 日早起练功排痰极少，早 3：00 左右醒，精力可，头部从百会到神庭的督脉部分痒，昨天逛街近一天，晚上看电视到 9：00，今天早 5：00 醒练功。上午洗一上午衣服，中午 11：30~ 12：30 休息，12：30~ 4:00 连续干活，4：00~ 5：00 类似睡眠式休息，感觉头顶上部督脉、两颞侧休息。

2013 年 1 月 18 日早醒排不少痰涎。练功。

2013 年 1 月 28 日早起排一些痰，下午排不少痰。

2013 年 1 月 29 日上午自由活动，10:15~ 12:30 休息，排不少痰，下午排不少厚痰。

2013 年 2 月 1 日上午排一些痰，下午排一些痰。

2013 年 2 月 2 日未练功，一天排痰四五次，每次量都不少，一天的排痰量同 2010 年大量排痰时最多的一天的量差不多。排痰之前头痛，晚上头痛剧烈。

2013 年 2 月 5 日上午排一些痰，下午排一些痰。头部痒的重点部位在神庭之前的督脉这一段及其周围。

2013 年 2 月 5 日 ~ 2 月 14 日天天排痰。

2013 年 2 月 15 日早起排不少浓痰。头部痒主要集中在神庭之前的这一段督脉及其周围。

2013 年 2 月 16 日 ~ 2 月 22 日每天静养，不练功，天天排痰。

2013 年 2 月 23 日早起练功，间断排不少痰。

2013 年 2 月 24 日 ~ 2 月 28 日早起练功，间断有痰量少。

2013 年 3 月 1 日早起练功，痰量较少，晚上排两三口浓痰，头部痒集中在神庭穴前的督脉及其百会周围，以及从百会到督脉之间的这一段督脉上。

2013 年 3 月 2 日 ~ 3 月 5 日早起练功，痰量极少。

2013 年 3 月 6 日 ~ 3 月 7 日早起练功，开始排痰，量不算多。

2013 年 3 月 8 日早起练功，基本无痰。

2013 年 3 月 9 日早起练功，集中少量排痰。

2013 年 3 月 12 日早起练功，白天排一小些痰。

2013 年 3 月 13 日 ~ 3 月 15 日早起练功，基本无痰。

2013 年 3 月 16 日早起练功，排一小些痰。

2013 年 3 月 17 日早起练功，排一小些痰。

2013 年 3 月 18 日 ~ 3 月 19 日早起练功，基本无痰。

2013 年 3 月 20 日 ~ 3 月 24 日早起练功，排一小些痰。

2013 年 3 月 25 日 ~ 3 月 27 日早起无痰，头部痒集中在百会及其左右、神庭及其左右，以及从百会到神庭之间的督脉上。

2013 年 3 月 28 日早起排一小些痰。

2013 年 3 月 30 日偶尔有痰。

2013 年 4 月 1 日偶尔有痰。

2013 年 4 月 2 日早起排一小些痰，中午排一些痰，傍晚排一小些痰。

2013 年 4 月 8 日早起练功，中午排一些痰。

2013 年 4 月 11 日早起练功，上午排一些痰，中午排一些痰。

2013 年 4 月 12 日早起练功，排一些痰。

2013 年 4 月 15 日早起练功，中午排一些痰。

2013 年 4 月 18 日早起练功，中午排一些痰。

2013 年 4 月 20 日早起练功，排几口痰。

2013 年 4 月 21 日～4 月 23 日零星有痰。

2013 年 4 月 24 日～4 月 27 日早起练功，上午排痰。

2013 年 4 月 30 日早起练功，上午排一些痰。

2013 年 5 月 3 日早起练功，白天间断静卧，上午排一些痰。

2013 年 5 月 4 日早起练功，排一小些痰。

2013 年 5 月 10 日早起排一些痰。

2013 年 5 月 16 日早起排一小些痰。

2013 年 5 月 20 日静养，上午排一些痰。

2013 年 5 月 21 日上午排一小些痰。

2013 年 5 月 24 日早起排一小些痰。

2013 年 5 月 26 日中午排一小些痰。

2013 年 5 月 28 日～5 月 31 日早起练功排一小些痰。

2013 年 6 月 1 日早起排一小些痰。

2013 年 6 月 3 日～6 月 17 日早起排痰。

2013 年 6 月 19 日～6 月 22 日早起排痰。

2013 年 6 月 24 日～6 月 25 日早起排一小些痰。

2013 年 6 月 30 日练功，下午排一些痰。

2013 年 7 月 3 日早起排一些痰。

2013 年 7 月 6 日上午排一些痰。

2013 年 7 月 15 日上午排一些痰。

2013 年 7 月 16 日早起排几口痰。

2013 年 7 月 18 日～8 月 30 日天天早起排痰，白天头痛静卧，且间断排不少痰，有时排痰前烦躁。

2013 年 9 月 1 日～9 月 9 日早起排痰，白天间断排痰。

2013 年 9 月 10 日～9 月 22 日基本无痰。

2013 年 9 月 23 日～10 月 7 日早起排一些痰。

2013 年 10 月 8 日早起排一些痰，练功。从百会到神庭的右侧部分痒得厉害。

2013 年 10 月 9 日～10 月 27 日早起排一些痰，头痒的位置从百会到神庭。

2013 年 10 月 28 日～11 月 2 日早起排痰。

2013 年 11 月 7 日早起排一些痰，白天练功排一些厚痰。

2013 年 11 月 8 日～1 月 18 日间断早起排痰。

2013 年 11 月 19 日～11 月 24 日天天早起排痰。

2013 年 12 月 8 日～12 月 31 日间断排痰。

2014 年 1 月 1 日～3 月 3 日间断排痰。

2014 年 3 月 4 日已无痰，剩下原始病灶。

2014 年 3 月 6 日～3 月 13 日不食不饮，静卧，练养，恢复脑力。

2014 年 3 月 17 日～3 月 19 日意守神道穴。

2014 年 3 月 20 日意守神道穴，意守百会穴，脑力充足。

2014 年 3 月 25 日～5 月 19 日饮食调节及静养，间断排出大量痰。

2014 年 5 月底～2014 年 6 月初体会到原始病灶的存在。

李真问答录

1. 李真女士，您病了多长时间？

答：从我无故跌倒感到大脑像裂开一般，那时病气已入大脑算起，到我练功完全康复为止，整整二十三年。

2. 您的家人没有想到为您寻医访药吗？

答：怎么没有。从一开始用迷信方法招魂、应愿还愿，到去西医医院——地区级的康复医院，到民间偏方、游医、中医中药，用过很多途径。

3. 那您为治病肯定花费了不少钱财吧？

答：相对于这个病的严重程度而言，我花的并不多，主要靠家人监护、吃西药、练功，二十三年来，平均每年一千元吧。

4. 您一直上班，您能应付工作吗？

答：确实，这种严重的病是没有创造力，不能工作的。但是我毕业时是分配工作，一开始在领导不知情的情况下，我做的是比较好的工作。当有病情出现，应付不了工作时，领导就会安排一些不重要、低层次的工作给我来做，当然，要比同事们多吃苦。因为我一直是用药物来控制，所以总体来说并无躁狂的现象。一开始由于对这个病不了解，缓解期时会停掉药物而造成疾病反复发作。我的工作单位离家很近，便于父母监护，即使停药病情反复也能很快缓加药物控制住。我从事的不是重点工作，有时也休十天左右的病假控制住病情，继续上班。我的病，领导同事都知道。我工作，养活了自己，还能带给家庭一些收入，对这种病而言，也算是一个奇迹吧。这个病的严重性可以想象，我承受了很多痛苦，家人也为我付出很多。工作上坎坷很多，主要由于脑力不济，无法很好地思维引起。到最后四年练功阶段，从体格到精神面貌，日新月异。到康复后再练功，已能增智开慧，超过许多人。

5. 您有没有受到欺侮与歧视？

答：可以想象，必然会受到很多欺侮与歧视。有一部分原因是自己脑力不济，一部分原因是世人对这种病的恶劣印象，还有一部分原因则是人类的劣根，道德上的不完美造成。

6. 您今年多大年龄？病自何年，愈自何年？

答：我 1974 年出生，17 岁时病气已聚，18 岁时病倒，41 岁时完全痊愈。

7. 您认为精神病的实质是什么？

答：精神病的具体症状，如中医讲的癫狂，西医讲的躁狂、抑郁等等，事实上都是由痰引起，痰充斥于心经、十二经络（五脏六腑），最后沿督脉入脑，因而出现各种失常现象。那么痰，最先又是怎么形成的呢？先天禀赋不足，后天因素诱发。西医研究精神病患者的 11 号染色体异常，有病变。这意味着什么呢？在遗传基因上，先天发育上，哪一段经络上有病变，有不足，就易导致痰的生成。精神病人的原始病灶位于百会穴并放射到神庭穴，在督脉的重要位置上。（我个人认为，从佛教的角度，基因二字可以理解为基于因缘。冥冥之中，翻译学家所翻译创造的“基因”二字，还真不知暗合了什么，凑巧有其意义。西方著名心理学家弗洛伊德也讲因果论。）一切事情都是有原因的，也可以说，精神病是一种因缘病。

8. 您没有恋爱吗？考不考虑婚姻？

答：亲戚朋友比较多，介绍了不少男朋友。因为我有病，无法很好地思维，曾经一开始比较好的交往，到后来会变得很不愉快。到我康复后，对家人说：“我有病期间，不应该谈恋爱，你们都缺少这个常识。”我为了摆脱烦恼，为了治病，阅读佛门、道门书籍，研究佛家与道家思想，佛门中关于性情的修炼以及道家的养生方法，能化腐朽为神奇。我对此很痴迷，而且我习练的是道家丹道修炼中的清净丹法，因此不打算进入婚姻。

9. 精神病人不适合有婚姻吗？

答：康复后可以。有婚姻也最好能择时练功。在患病期间及练功调养阶段，为了不消耗精气神，为了累积精气神，不适宜有性生活。精神病人不适合生育。

10. 精神病人为何要吃大量的寒凉性蔬果？

答：因为水果可以产生大量的真炁（qì，古同“气”），可以对抗体内的病气，但热性的水果不能吃（水果凉性热性可咨询中医）。因为精神病人的体内及脑内有巨量痰存在，从中医的角度，痰是能生热的，精神病人的体质属于偏热体质。寒凉性水果的寒性可以对抗热邪。尤其在练功康复期间，每练一会儿功或排出一部分痰后，都会产生干渴的感觉，这时候吃上水果，大有裨益。在我们山东胶东，春天有黄瓜、西红柿；夏天有西瓜、桃子、黄瓜、西红柿；秋天有葡萄、梨、苹果；冬天有梨、苹果、猕猴桃、黄瓜、不辣的萝卜，等等。精神病人在练功期间不能断水果。本来吃寒凉性的水果也有一定的弊端，就是影响脾胃。但是因为不停练功，产生的真气可以综合调理，所以可以大量吃。

11. 您是吃素的，是不是要求精神病人为了康复都吃素？

答：最好吃素。比方有许多肉类，都是热性的，对于体内存巨量痰，体质偏热的精神病人而言不适宜。从佛家思想而言，吃素是有益的。本身社会上有一部分人就是素食主义者。素食搭配合理同样可以保证营养。另外，即使是素食，包括蔬菜、主食，热性的也是不能吃的。食物的性寒性热可咨询中医。最好不吃辣，因为影响气机运行。医学上有一种疗法叫饥饿疗法，都是有一定的道理的。

12. 请根据您的亲身实践，谈一谈精神病人的用药问题，住院问题。

答：就我而言，用药是这样的：一开始是医生根据治疗效果下医嘱开什么药，就是说不同的病人用不同的适应的药。发病后，家人监护逐渐从少量加到多量，早晚服用，控制住后，定量下来吃一阶段。到病人看似正常时，再缓减，减到维持量，也可只晚上吃，长期吃。可以想象，药从少量加到多量，病人必然白天黑夜昏睡；即使是维持量，睡眠也会比常人多，而且会比较迟钝，强镇静剂嘛！这种由家人监护控制病情的方法是我们当地三防所一位治精神病的专家左常岐常用的，他参加过国际级的精神病专家学术会议。至于住院，当病人的躁狂让家人已控制不住的时候，必然要送往医院。住院一段时间（实质上最短可以二十多天）后，再由家人监护吃药，缓减至维持量长期服用，不停药。

13. 什么时候选择练功?

答：当病人维持量用药一段时间后，看起来比较正常，对自己的病已经知道，但也苦于治不好的时候，可以参阅本书中的练功方法。根据我自身的情况，在病了多年未治好，病气很重的情况下，包括2008年秋最最严重的时候，我对自己的病也是知道的。而且我曾经问过一位患病多年的中年妇女，我说，“你知道自己得的是什么病吗？”她说，“知道，脑子病。”尤其缓解期时，病人表现很正常，在这时说服其练功，或者让其自己阅读本书，开始练习道家养生功法，比较容易。对于正常人来说，本来练功是要磨练性情的，磨练性情的方法包括忍辱、苦行。性磨平了以后，心能静下来，再练功见效比较快。那么精神病人受欺辱，嘲笑、喝斥是必然的，这是个自然的、被动的受辱忍辱过程。病情稳定后，自己能够想起来，要想得通，承受得住，这就是一个磨性的过程。这种病如此严重，应该有一种万缘皆能放下，万事皆空的感觉，这也是入静的一个很好的前提。

14. 练功与服西药如何配合？

答：病情较重的时候主要是吃西药甚至入院强制输液。在出院后或缓解期时，病情已控制住，病人看似正常，药量可缓减至维持量。像我逐渐缓减到最少可只吃一片药，长期吃，这个长期可达二三年，三四年，只要不停药，病就不会反复。如果缓解期看似正常而停药，必然引起疾病复发。只要体内脑内的巨量痰不全部都排出来，病就必然要反复发作。那么，在最低量的维持量下，像我，只服一片冬眠灵，既保证了睡眠和体力，又能维持日常生活，对自己的病也有比较清醒的认识，能看书，能看懂功法。在这种情况下开始练功时，效果必然一天天显现。练功时每天排出大量痰，日积月累，先是五脏六腑的痰排净，身体挺拔，体格强壮。最后排大脑内的痰，思维能力逐渐增强，精神面貌逐渐变化，人的生活能力逐步增强。像我坚持了四年，抓紧点滴时间练功，10 分钟，8 分钟也不放过，最终走出了地狱。由于我要上班，要做一点工作，要服从一些工作安排，因此并不是全天候在练功，只是有时间便练而已。大部分精神病人因病必然放弃了工作呆在家中，相对我而言，他们是自由的，时间是很充裕的，可以不停地练。有精力便练，不舒服即可静卧。而且可以自由排痰，不像我在单位有时必须停练，不能大声咳痰等。在病愈之前，有时会出现练功练不下去的现象，这主要是因为大脑中痰的缘故。因为大脑中的痰最后才能排出，未痊愈，未排出之前必然影响脑功能。出现这种情况，不要心慌，顺其自然，可休息或静卧，待感觉想练功时再练。像我，有好几次十多天不能练，或者有时练也不排痰，也是忧心如焚，觉得是不是没有希望了。其实不是的，顺其自然，到能练时再继续炼。在饮食上，除了大量的寒凉性水果，凉性平性的食物可以随便吃，而且可以不必按早中晚吃，饿了就吃，想吃什么就吃点什么，早上一醒来即可练功，有时间便练，困了就睡，累了就静卧。饥则食来困则眠，最大程度地养生。练功是一件愉快的事情，要知道，西医不研究痰的问题，然而多少中医生为排出和消除精神病人体内的痰而绞尽脑汁却成效不大。

15. 像您这样独辟蹊径地治疗精神病，您有没有感觉到这是异想天开？要知道，西方的精神病学发展已有多年。在世界范围内，精神病是不治之症，终生靠服药维持，最好的情况也只勉强能照顾自己的生活？

答：这些治病的经验，缘自于我的切身体会。首先，我的病是我自己发现的，我自己发现脑力下降。其次，经过服药、减药、停药、反复、加药，我清楚地知道自己的病，知道其严重性。求生的欲望让我不能放弃，也是经历了许多坎坷、磨难，吃了许多苦后，我开始接触佛书、佛法，明白了因果、因缘，我便不再苦恼。再后来接触到道家书籍，逐渐地对道家养生产生了兴趣，并试着习练，一天天排痰，一天天见好。而且此病因痰引起是历代中医的观点，特别是金元四大家之一的朱丹溪认为：“癫属阴，狂属阳。癫多喜而狂多怒，脉虚者可治，实则死。大率多因痰结于心胸间，治当镇心神，开痰结……大概是热……心经有损，是为真病……”而且根据我的切身体会，痰不只结于心胸间，而且存在于五脏六腑，全身各处，最重要的是大量存在于大脑间，这是我的一个新观点。根据中医和道家所讲的十二经络，十二经别，奇经八脉，以及十二经络循环无端——手三阳经，从手至头，足三阳经，从头至足；阴经与阴经交接，阳经与阳经交接，阴经与阳经交接。尤其是根据督脉入脑，痰在斥满了心胸间，心经后，随气升降，必然要遍布十二经络，五脏六腑，任脉督脉，最后入大脑。而且病程愈长，体内的痰愈多愈稠厚愈坚结，脑内的痰也愈多愈稠厚愈坚结。痰排不出则病永远好不了，反复发作。到了一定的时间会引起病人的自杀或死亡，这有目共睹。道家文化是中国独有的文化。道教是中华文化的根柢（鲁迅语）。道家的养生，是老祖宗留给我们的宝贵财富。颐养天年是每一个人的愿望，从这个角度，我建议人人都可以研究一下道家思想，实践一点道家养生。“仙道贵生”，生命的珍贵不应该被人类所忽视，事实上物质文明程度越高，越看重生命。让我们珍爱生命，珍惜难得人身（佛门道门语），放弃争斗、伤害、残杀，传播爱，重视爱。

16. 您觉得西方人，西方的精神病专家与学者会接受您的观点吗？

答：首先，我认为，西方人的魄，东方人的魂。再者，我引用当代著名道教学者——受钱学森教授指派历时 26 年调研道家丹道修炼的博士生导师胡孚琛教授的观点，他的书中讲：“根据汤浅光朝的分析，世界科学中心从意大利相继转移到英国、法国、德国，1920 年美国成了世界的科学中心，21 世纪能否转移到世界的东方，这要看东方国家能否具备成为科学中心的条件。从科学方法论上看，西方文化还原论的分析方法面临革新，将被东西方结合的辨证有机整体观所取代。本世纪发展的量子场论、系统科学、自组织论、耗散结构，协同学、混沌学、分维学等为研究复杂巨系统提供了工具，实际上是东西方科学思想在方法论上的结合。西方辉煌的科学技术并未穷尽宇宙的奥秘，东方民族的智慧照样可以发现真理。我们决不能满足于现有的科学理论，而拒绝接受未知世界无法用旧理论范式解释的事实。现代科学对宏观和微观的物质世界都有了较为明确的认识，而对于人自身，对于人的大脑，对于生命和意识的本质，对于人的心灵活动却知之甚少。当代科学在这些领域还被一片‘乌云’笼罩着，许多生命现象和心灵潜能的效应因为和旧理论范式有冲突在学术界引起一次次争议。按照科学发展的规律，可以断言21世纪的带头科学将是生命科学，特别是脑科学，人体生命科学，心理学，心身医学等生命和认知科学领域会获得突破性的进展。与此相应，21世纪的哲学和宗教也将以人为主体展开，宗教学的研究将成为学术界的热点，这是世界文化运动的大趋势。”——摘自《道学通论》。无疑，胡孚琛教授的观点是精辟的，有远见的，我们都应该对东方智慧有信心。我认为，在精神病的治疗上，效果是最重要的。我并没有打算我的方法一出炉便广受重视，而是期待人们的实践，实践是检验真理的唯一标准。至于西方人能否接受此观点，我想是一个慢慢来水到渠成的过程。连我们中国人，对道家文化，道家思想，道家养生都不是人人皆知，人人实践，何况西方人。中国大量的精神病专家，学者，康复医院的大量医师，沿袭的都是西医的治疗方法，并没有考虑到运用道家养生。西医对精神病的研究与中国的中医是不同的，而道家养生理论则与中医有相通之处，“十道九医”。我写这本书的初衷就是它要有一些理论价值，更重要的是要有实用价值。我期待精神病人们的彻底痊愈，最终引起医师、专家、学者的重视。我愿行大善，因此自己苦行磨砺，辛勤著书。让我们为东方智慧、中国文明加油，鼓掌！

17. 您的毕生精力，是否都要用在精神病学上?

答：我愿意为精神病学做点事情。这是因为我曾经是一个严重的精神病人，是家庭的拖累、社会的负担。重病生存了二十三年，而又奇迹般地痊愈。通过练功能增智开慧，享受高质量的人生。我愿健康与幸福充满人间。因此把治病的方法总结出来，传播给越来越多的病人家庭。但是，这只是我在俗世间要做的事情。通过自身不治之症的痊愈，我对道家的养生产生了浓厚的兴趣，也可以说是很痴迷的。我毕生的精力要用在道家的丹道修炼上，当然，我习练的是清净丹法中的女丹。此书完成后，我是要遁世入道门的。事实上，近七八年来我过的就是道姑的生活，没有什么不好。恪守戒律，生存于俗世间而又不同于世人。既是世事练达，也是为了守道。道姑们都很美，因为她们纯天然，道士们也很清奇。神秘的道，高贵的道，无形，无名，无相。我愿离世后留一具清骨于灵山。

18. 您书中康复部分的方法，与您自己的实践方法有所不同，究竟应该按照哪一种？

答：原则上以康复部分的内容为主。如果愿意参考我的调养方法，先用一下道家养生六字诀也可。不管怎么做，练一阶段后，总以见痰为效，有痰排出，则表示方法有效。

19. 您不断地提道家、道教、道学、道家养生，思想中有着浓浓的道家味。您希望世界和平吗？

答：特别希望。我对人类的相互残杀，恃强凌若，弱肉强食非常反感和厌倦。共产主义理想，社会大同愿望，需要人类道德文明的不断进化。《列子》书中说："皇帝昼寝，而梦游于华胥（xū）氏之国。其国无师长，其民无嗜欲，不知亲己，不知疏物，故无爱憎。不知背逆，不知向顺，故无利害。"我想，人们习惯了饮食人生，习惯了竞争生存，大概并未思索共产主义，世界大同。当天灾人祸呈现，不应该视为很正常，很应当，很习惯，人应该向往没有天灾人祸的生活，并为之去努力。

20. 没有天灾人祸的向往不是一句空谈吗？

答：胡孚琛教授《丹道法诀十二讲》里讲到："丹道学里的神仙、真人，就是通过丹道修炼能出入色界和无色界的人，就是能掌握虚无世界这个伟大宝库的钥匙的人，也就是体道合真的人。色界是后天的形而下的器世界，无色界是先天的形而上的道世界。新道学不仅是一种解释世界的学说，也是一种改造世界的学说。道是宇宙生化之原，人类社会中和之原，人体生命之原，是一个取之不尽，用之不竭的宝库，是为人体抗病求生的“保护神”，是为人类消灾避难的“救世主”。新道学的目标，就是将道开发出来，为人类服务。……道学之士要为宇宙立基，为生灵立命，为人类图生存，为世界求和平，为科学开新篇，为社会奔大同，这就是新道学的历史使命。”

21. 您觉得您是超人吗?

答：有许多大善，高德，或于世间，或隐于灵山，或遁形于人世，他们是超人。我曾经是个严重的病人，我永远忘不了这一点。

22. 您觉得很安全吗?

答：身心无所累，无所求，就会很安全。

23. 您通过练功，想永远保持青春的状态吗?

答：是的。这得益于道家丹道修炼。幽默地讲，叫做延续童年。

24. 您喜欢朋友吗?

答：喜欢真诚、不掺杂质的朋友，可以不设防而倾心交谈。事实上，我多么希望普天之下的人彼此之间都是朋友，像黄帝梦游所见的华胥（xū）氏之国。那就是大同社会或者说是共产主义社会。

寄语世人

寄语世人

人生天地间，从呱呱坠地到天真烂漫的童年时代，到知识渐开的青少年时代，到丰富学识的青年时代，到建功立业的中年时代，再到安享天伦之乐的晚年时代，度过了多少坎坷与磨难，人到七十古来稀。人们为了生计，为了功名利禄，每天都在努力。要生存，要奋斗，要竞争。人们崇拜强者。

可人世间亦有崇善贵德，示谦示弱，无我无为，了达世事无常的宗教存在。说到道教、佛教，是两种流传已久的比较主要的宗教。佛教传自印度，有小乘、大乘。小乘的实践有持戒、修定、修慧。大乘的思想体系有布施、持戒、忍辱、精进、禅定、般若，方便善巧、愿、力、智。其中，持戒是以戒律的作用成就人的美德；忍辱即“忍人所不能忍，行人所不能行”，“常乐柔和忍辱法，安住慈悲喜舍中”；般若即指智慧，智慧不同于聪明，聪明在佛学上被称为“世智辩聪”，是由感官的耳聪目明而来，但并不足以代表般若内涵的智慧。大乘的励行至善之德，由力行善德而自启其牖，达到般若智慧成就的极果。大小乘佛学的最高成就都是注重智慧的解脱，智慧的成就，并非盲目的信仰。扩充慈悲心量，加上功夫与德行，以期达成见证圆满大智大觉成就的佛果。——摘自南怀瑾书著中的“禅宗与佛学”。提到道教，鲁迅先生说：“道教是中华文化的根柢。”道家的代表人物老子有“自然”“无欲”“柔弱”“处下”“清净”等思想。“柔弱相对坚强而言，无欲对多欲而言，清净对躁进而言”。其意皆是对另一极端对立面的克制，从而使之达到中和的状态。老子对关于弱者和强者的关系上还有一个特别的“真知灼见”，认为真正的强者不仅是“有力”，“强行”战胜对手者，同时还要战胜自己。《老子》云：“胜人者有力，自胜者强”——摘自胡孚琛教授《道学通论》。

灵炳雨露：道家与佛家都提到“善行”，“忍让”，甚至“忍辱”。这与丛林法则，与弱肉强食的竞争法则似乎不符，与弱肉强食的社会达尔文主义似乎不符。毋庸置疑，宗教是净化人心的。人们战胜自己的私欲，约束自己的言行，以德为重，恪守戒律，使人世间多一份清凉。

《道学通论》中讲：“国际间弱肉强食的社会达尔文主义政治理念使人类普遍缺乏安全感；而紧张的社会竞争和复杂的人际关系使人们身心交瘁，活得很累。”“宗教是真善美的极致，是‘全’的象征，是无限性和整体性的追求，是人类心灵的完整状态，是文化的最高层次。”

好生恶死，乃人之常情。凭藉技术之巧，以相杀为能事，不如用智慧与死神争。我古昔圣真早有所见，故史家谓黄帝且战且学仙。而老子则有利而无害，为而不争，归根复命，长生久视之道。夫唯不相害，故不相争；不相争，故不相杀。然后人类之肉体得以苟全。能全形，则能复命，能复命，则能长生。然后人类之精神方能超脱。

道学，仙学，乃人类进化之学。固无足异，乃世人恒以怪诞目之，可谓浅识矣。

世人啊，万事遂愿也好，坎坷不顺也罢，都应该研究一下道家与佛家思想，让其指导自己的言行，化炎热地狱为清凉甘池。让我们身体力行，让世界充满爱与感恩，让世界更美好、纯净。

后 言

后 言

书终于写完了，阶段性的工作完成了一部分。从练功伊始我就打算要写这本书，因为我发现练功有效果，因此看到了希望。回想起来，当我开始吃素，当我忍辱放弃争斗，当我承受着人们的不解坚持天天排痰，我那时多么渴望我完全康复，以一个健康的状态出现在人们面前。现在，我做到了。芸芸众生中，多少人为绝症所缠，凄凉人生。而我摆脱了地狱，返回人间，而且就我个人生活质量而言，我认为是天堂人生。

感谢，感谢天地，感谢日月，感谢父母，感谢恩师，感谢道家养生。道学，中国独有的文化，示谦示弱，表弱实强的东方文明。当明月皎皎，清风习习，我漫步庭院，感慨万千。神奇博大的天宇中，哪一颗星星是我？璀璨繁华的星空中，哪一颗又权重仪威，下领学道之人？坚定的信仰下，我拂去凡尘。我的体格因习练功法而强壮，我的大脑因习练功法而聪慧，身心人格亦因此而健全，我很幸福。

在我患病后期，曾阅读江湖夜雨（石继航）的《煮酒论道》，张兴发道长的《话说道家养生术》，圣严法师的《禅与悟》，星云大师的《宽心》，陈禾塬先生的《丹道修炼与养生学》，李少波先生的《李少波真气运行法》《陈撄宁仙学文选》，王沐先生的《内丹养生功法指要》，南怀瑾先生的《禅宗与道家·道家密宗与东方神秘学·静坐修道与长生不老》，胡孚琛教授的《道学通论》，闵小艮的《古书隐楼藏书》等等。这些书籍开阔了我的视野与心胸，给予了我知识和力量，鼓舞我积极面对人生。在我病重无望时，曾向陈禾塬先生求助过，王泰科道长亦曾帮助、开示我。我有今天，有家人的付出支撑我，同时我又站在这些巨人的肩膀上，从而能举目远眺。读书为求己志，著书为救苍生。

希望您的人生一样精彩，遇难而能呈祥，逢凶亦可化吉；能置死地而后生，能化干戈为玉帛；居于风水宝地，常遇达天善人。愿您身心康健、家业兴隆、儿孙福长、三生吉祥。

卷尾诗

蹉跎二十年，而今又等闲。

忆当初茫茫无边夜，凄然求天。

借功力丝丝去病，运心经步步离凡。

今日掩卷独思，影中见花树。

祥和处，别是一番天地。